Steh auf, nimm dein Bett und geh

ALFRED FRANZ KIESL

Steh auf, nimm dein Bett und geh

Ein Krebsbuch der ganz anderen Art

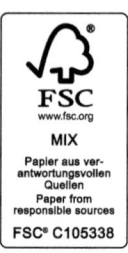

Bibliografische Information der Deutschen Nationalbibliothek:
Die Deutsche Nationalbibliothek verzeichnet diese Publikation
in der Deutschen Nationalbibliografie; detaillierte bibliografische
Daten sind im Internet über http://dnb.dnb.de abrufbar.

2. überarbeitete Auflage

Satz, Umschlaggestaltung, Herstellung und Verlag:
BoD – Books on Demand

ISBN: 978-3-7448-8871-4

Inhalt

Vorwort

Eines vorneweg: der Autor Franz Kiesl war selbst an Krebs erkrankt. Das macht sein Buch wertvoll. Hier wird nicht medizinisch
abgehandelt, hier erzählt jemand, wie er – von der Schulmedizin
weitgehend aufgegeben – einen Weg aus der Krankheit Krebs
gefunden hat, zumindest vorläufig. Daß sich der Autor oben-
drein bemüht, seinen Weg und sein dabei gewonnenes Wissen in
diesem Buch mitzuteilen, ist im doppelten Sinne lobenswert: Da
die Krankheit Krebs jeden Menschen treffen kann, ist die Lektüre
des Buches für den Gesunden ebenso erkenntnisreich wie es
für den an Krebs Erkrankten eine seelische Stütze sein kann. Wie
gesagt, die Schulmedizin spielt in dem Buch nicht die primäre
Rolle. Der Autor hat es gewagt, in Hinsicht auf seine eigene Krebserkrankung nach anderen Heilungsmöglichkeiten zu suchen. Dabei ist er nicht auf eine der vielen »alternativen Methoden zur
Krebsbekämpfung« gestoßen, sondern hat begonnen, sein Leben
ernsthaft zu hinterfragen.

Die Erkenntnis der Sinnhaftigkeit des gesamten Lebens hat ihn
zu dem Schluß gebracht, daß in der Krankheit Krebs ein tieferer
Sinn verborgen ist. Diesen Sinn hat er gesucht – und die Ergebnisse seiner Suche im vorliegenden Buch veröffentlicht. Er führt
uns vor Augen, daß gerade bei der Krankheit Krebs die Ursachen
weniger im Körper und im Symptombereich zu finden sind, sondern vielmehr in der seelischen Grundhaltung und der geistigen
Verfassung des Patienten. Über die Weisheitslehren ist er zu tieferen Einsichten vorgedrungen, die in keinem Schulmedizinbuch zu
finden sind. Er zeigt, daß Gesundheit und Heil zweierlei sind. Über
die biblische Geschichte des Propheten Jonah schlägt er von der
Krankheit Krebs eine Brücke zur Berufung des Menschen, eine
Einsicht der »ganz anderen Art«, die es Wert ist, in den Umgang
mit jedem Krebspatienten einbezogen zu werden. So heißt der
Titel nicht nur »Steh auf, nimm dein Bett und geh«, ich habe das
Gefühl, der Autor selbst ist es, der mit diesem Buch aufsteht, sein

Bett nimmt und geht – und nun zum Heilboten wird für andere Menschen, die den Schritt hin zum Vertrauen auf die eigenen Selbstheilungskräfte noch nicht wagen.

Wackersberg, den 21.12.2007
Johann Wolfgang Denzinger

Einleitung

Lange habe ich mit mir gerungen, ob ich dieses Buch schreiben soll, da ich in meinem ersten Buch »Die Kehrseite der Medaille« das Thema Krebs schon angesprochen habe. Außerdem fühlte ich mich vorerst gar nicht zuständig, da ich ja kein Arzt bin, sondern Astrologe. So blieb als einzige Rechtfertigung dafür, ein Buch über Krebs zu schreiben, meine eigene Krebserkrankung übrig, die vor nun mehr als 16 Jahren bei mir ausgebrochen ist und heute – so Gott will – als überwunden betrachtet wird. Meine Krebserkrankung war der Anstoß für mein erstes Buch, das sich mit den philosophischen Zusammenhängen und Hintergründen von Krankheit und Gesundheit auf Basis der Weisheitslehren beschäftigt.

Wenn ich von Philosophie spreche, meine ich nicht die an unseren Universitäten gelehrte Philosophie, sondern die »Hermetische Philosophie«, die »Ewige Philosophie«, wie sie auch genannt wird. Wer sich dafür interessiert, dem möchte ich empfehlen, sich in mein Buch »Die Kehrseite der Medaille« zu vertiefen.

In »Steh auf, nimm dein Bett und geh« stelle ich eine Brücke zwischen den philosophischen Zusammenhängen und den konkreten Erfahrungen meiner eigenen Krebserkrankung her.

Am 18. Februar 2000 brach ich am Stadtplatz von Steyr in Oberösterreich zusammen und wurde mit der Rettung ins Krankenhaus eingeliefert. Nun folgten die notwendigen Untersuchungen. Das Ergebnis dieser Untersuchungen war: Dickdarmkrebs Stadium III. Wie für alle von der Krankheit Krebs Betroffenen war es auch für mich vorerst ein Schock. Ich konnte es nicht glauben und versuchte, mir die Konsequenzen vorzustellen und Möglichkeiten zu überlegen, wie ich mit dieser Diagnose umgehen soll. Einer der zuständigen Ärzte versuchte mich zu beruhigen: »Sie können ja trotzdem noch ein paar Jahre leben«. Mir war diese Aussage kein Trost, weil ich noch nicht an das Sterben denken wollte. Was heißt da: »ein paar Jahre«? Ich wollte noch lange leben, nicht nur ein paar Jahre!

Ich kann mich noch gut erinnern, wie ich im Krankentransportstuhl gesessen bin und von einer Untersuchung zur nächsten gefahren wurde, die Mappe mit den verschiedenen Befunden in der Hand, in der ich heimlich blätterte. Als ich las »Karzinom«, wurde mir der Ernst der Lage erst richtig bewusst. Ich und schon sterben; das wollte einfach nicht in meinen Kopf hinein. Ich hatte schon entsprechende Beschwerden und Anzeichen gehabt, aber ich wollte diese ausschließlich auf alternative Art und Weise heilen, bis ich dann vom Schicksal gezwungen wurde, mich in schulmedizinische Behandlung zu begeben.

Doch die Diagnose »Krebs« brachte ein Umdenken in meinem Leben auch dahingehend, dass ich erkennen musste, dass auch die Schulmedizin einen bestimmten und in vielen Fällen unverzichtbaren Stellenwert im Bereich von Krankheit hat. So ließ ich alles über mich ergehen, angefangen von den notwendigen Untersuchungen über die Dickdarmoperation bis hin zur anschließenden Chemotherapie. In dieser Zeit meines Krankenhausaufenthaltes ging mir vieles durch den Kopf und die Gedanken kreisten natürlich um die Chancen, die ich hatte, diese schwere Krankheit zu überleben. So erwartete ich mit Bangen einen Befund nach dem anderen, und je nach Ausfall dieser Befunde, schwankte auch meine Stimmung. Eine Erfahrung ist mir noch stark in Erinnerung: die täglichen Visiten. Wenn sie ins Zimmer traten – die »Götter in Weiß«, mit ihrem ganzen Gefolge – dann stieg jedes Mal eine unbestimmte Angst in mir hoch, was sie mir nun wieder Neues berichten würden, wie es wohl um meine Überlebenschancen bestellt wäre. Wer schon in einer ähnlichen Situation gewesen ist, wird wohl nachvollziehen können, wie einem da zu Mute ist.

Die Antworten auf meine entsprechenden Fragen bezogen sich im Wesentlichen auf die Erfahrungen, die die Ärzte mit der Behandlung der Krankheit Krebs hatten, ihre Aussagen wurden von Statistiken und Studien gestützt. Was mich am meisten beunruhigte, war der Umstand, dass im schulmedizinischen Bereich der so genannte »Zufall« einen sehr großen Raum einnimmt. Habe ich »zufällig« eine aggressive Art von Krebs und daher geringe Heilungschancen? Bin ich »zufällig« rechtzeitig und »zufällig« in die richtige Behandlung gekommen? Habe ich »zufällig« den richtigen Arzt erwischt? Alles »Zufall«? Fragen über Fragen, aber keine befriedigenden Antworten! Wer ist denn dieser ominöse »Zufall« eigentlich, an den die Naturwissenschaft so fest glaubt? Man befindet sich mit diesem Zufallskonzept in einem willkürlichen, »schwammigen« Bereich, in dem alles möglich ist, weil eben angeblich alles »zufällig« ist; und das machte mir Angst.

Nur wenn es mir gelang, mich auf meine Auseinandersetzung mit den Weisheitslehren zu besinnen, wurde ich wieder ruhiger, weil aus dieser Sicht auch in schwierigsten Lebenslagen eine Gesetzmäßigkeit, eine Sinnhaftigkeit durchschimmert, die geeignet ist, eine bestimmte Geborgenheit zu vermitteln. Der Ausgeliefertheit an den so genannten »Zufall« und somit der daraus entspringenden vermeintlichen »Sinnlosigkeit« unseres Lebens – wenn man an eben diesen unheilvollen »Zufall« glaubt – wollte ich entgehen, und so beschloss ich in jener Zeit, mich mit diesen Fragen auseinander zu setzen.

Einer der genialsten Vertreter der Wissenschaft, Albert Einstein, schreibt zu diesem Thema: »Der Zufall ist das sanfte Ruhekissen jener, die zu bequem sind, um den Dingen auf den Grund zu gehen.« Ist dieser in allen wissenschaftsgläubigen Menschen so tief verwurzelte Glaube an den Zufall doch nicht so sicher, wenn ein Einstein in obiger Weise dazu Stellung nimmt? Eines lässt sich klar erkennen: Der Glaube an den Zufall entbindet uns von der Selbstverantwortung für unser Leben!

Wenn etwas zufällig geschieht, dann können wir doch nichts dafür für dies und jenes, was das Schicksal uns so bringt; oder? Dieser »Zufall« hat mich schon immer beschäftigt und auch beunruhigt.

Da ich zum damaligen Zeitpunkt bereits eine längere, intensive Auseinandersetzung mit den Themen Wissenschaft einerseits und Philosophie und Weisheitslehren andererseits – auch bezogen auf das Thema Krankheit – hinter mir hatte, wollte ich, zusätzlich zu den mir bevorstehenden schulmedizinischen Behandlungen, dieses Wissen miteinbeziehen und es nicht bei den – wohl unvermeidlichen – Interventionen der Schulmedizin allein belassen. In den Jahren der Auseinandersetzung mit den Weisheitslehren des Ostens wie des Westens ist mir klar geworden, dass bei jeder Krankheit – und erst recht bei der Krebskrankheit – die Seele des Menschen entscheidend mitzureden hat. Der Zusammenhang zwischen Körper, Seele und Geist ist heute weitgehend unbestritten, auch wenn die Schulmedizin ihren Schwerpunkt bei der Behandlung von Krankheit(en) einseitig auf den Körper legt.

Auf der »Bühne« des Körpers wird aber lediglich ein unheiler Anteil in der Seele sichtbar! Der Körper bildet diesen unheilen Anteil als Symptom ab; die entsprechenden Zusammenhänge sind also viel zu komplex, um sie einfach mit dem »Zufall« abtun zu können. Das Symptom zeigt symptomatisch, was uns im Bewusstsein, d. h. in der Seele, fehlt, uns nicht bewusst, also unbewusst ist!

Dieses uns Unbewusste gilt es zu erhellen, um den Sinn der Erkrankung herauszufinden. Wir müssen die Krankheit deuten, um die Bedeutung eines solchen Schicksalsschlages zu erfassen. Da ich heute der Überzeugung bin, dass es in Wirklichkeit keinen blinden Zufall gibt, sondern nur das uns gesetzmäßig Zufallende, erachte ich es für unverzichtbar, die oben angesprochenen seelischen und geistigen Zusammenhänge zum Thema Krankheit mit einzubeziehen.

Weltweit nehmen Krebserkrankungen weiter zu, obwohl die wissenschaftliche Medizin intensiv an der Bekämpfung der Krebskrankheit forscht und arbeitet. Doch hier gilt es aufzuhorchen. Der Schwerpunkt liegt nach wie vor bei der Bekämpfung und nicht bei der Deutung und damit Bedeutung einer Krankheit; in diesem Fall der Krebskrankheit.

In diesem Buch geht es in erster Linie nicht um die Bekämpfung einer Krankheit, sondern um deren Bedeutung, d. h. um die Suche nach dem Sinn eines Krankheitsgeschehens, weil jede – ich betone – jede Krankheit ihren wahren Ursprung auf der seelischen bzw. geistigen Ebene hat! Dieser Zusammenhang gilt auch für jedes Ereignis, was schon im Wort Ereignis zum Ausdruck kommt, was bedeutet, es wird etwas Eigenes, Unbewusstes im seelisch-geistigen Bereich im außen sichtbar.

Auch wenn heute mehr als 16 Jahre seit meiner Krebsoperation vergangen sind, will ich mich hüten, das Schicksal herauszufordern in einem Sinne von: »Schaut her, ich bin gesund.« Ich will meine Situation schildern, wie sie heute ist. Ich fühle mich im Wesentlichen gesund und versuche bei allen Symptomen, die bei mir auftreten – es treten immer Symptome auf, weil ich noch nicht heil bin – so gut es mir möglich ist zu deuten und damit deren Sinn zu ergründen; den Sinn, der in letzter Konsequenz immer auf der seelischen und der geistigen Ebene liegt. Das Symptom bildet das uns im Bewusstsein, in der Seele Fehlende, das uns damit Unbewusste ab und macht es dadurch sichtbar, auch wenn die Schulmedizin diesen Zusammenhang noch immer leugnet und das Symptom wegschneidet, also lediglich bekämpft.

Daher wird der Schwerpunkt in diesem Buch bei der Deutung, bei der Sinnsuche und nicht bei der Bekämpfung von Krankheiten liegen. Ich will mich nicht in ärztliche Bereiche begeben – dafür gibt es Berufenere, auch was das schulmedizinische Fachwissen und die entsprechende Literatur betrifft – , sondern mich um die Hintergründe von Krankheit und Gesundheit bemühen.

Trotzdem werden kompetente Fachleute zitateweise zu Wort kommen, weil es mir nicht darum geht, die wissenschaftliche Sichtweise abzuwerten, sondern vielmehr darum, diese Sicht durch meine Einsichten und Erfahrungen zu ergänzen. Es gibt viele gute Bücher über Krebs, aber sie beschreiben allesamt das »Wie« der Krebskrankheit, d. h. die funktionalen Zusammenhänge. Die Frage nach dem »Warum« und »Wozu«, die Frage nach dem Sinn also, kommt dabei zu kurz. Man möge darüber denken und urteilen wie man will.

Die Gene und das Krebsgeschehen

Für die Wissenschaft ist Krankheit und somit auch Krebs letztlich »Zufall«, und man bekommt Krebs dann, wenn man ungesund lebt oder sich vielleicht in einer psychischen Ausnahmesituation befindet, die das Immunsystem schwächt, oder wenn man entsprechende Erbanlagen hat und dergleichen »Ursachen« mehr vorliegen. Immer wieder kommen in wissenschaftlichen Forschungsergebnissen die Gene als zentrale Schlüsselstellen im Krebsgeschehen zur Sprache.

Doch was ist ein Gen? In dem wertvollen Buch »Der Krebs und die Seele« von Dr. Matthias Beck wird ausgeführt: »Krebserkrankungen sind nur dann in ihrer ganzen Tiefe zu verstehen, wenn man sich ihnen mit naturwissenschaftlichen und geisteswissenschaftlichen Zugängen nähert. Das bedeutet konkret, Erkenntnisse der naturwissenschaftlichen Medizin und der Psychoonkologie/Psychoneuroimmunologie aufzugreifen und sie mit geisteswissenschaftlichen Aspekten von Philosophie und Theologie zusammenzudenken. Erst so wird man der komplementären Struktur der Welt und dem komplexen Geschehen von Krebserkrankungen gerecht. Im Verlauf der Arbeit ist dabei auf naturwissenschaftlicher Ebene genauer zu bestimmen, was ein Gen ist. Denn im Hintergrund von Krebserkrankungen finden sich genetische Defekte. Diese sind meist erworben, selten ererbt. Es ist zu zeigen, dass die chemische Analyse eines Gens als Desoxyribonucleinsäure nicht ausreicht, um ein Gen zu beschreiben. Im lebendigen Organismus stellen Gene eine Vielzahl von Interaktionen, Verschachtelungen und ‚Dialogen‘ dar.«
[Matthias Beck: »Der Krebs und die Seele«, S. 15]

Zum Thema Gene schreibt Dr. Beck weiter: »Für die Zellfunktionen und den gesamten Organismus wird immer klarer, dass nicht die Gene allein und auch nicht die Interaktionen das entscheidende Steuerorgan in einer Zelle sind, sondern die Zelle als ganze in ihrer inneren Einheit und im Dialog mit den anderen Zellen. Die innere Ganzheit der Zelle ist das entscheidende Moment ihrer Funktion. Schon die Zygote als erste Zelle eines neuen Organismus besitzt diese innere Ganzheit mit der gesamten Information, die sie für einen erwachsenen Menschen braucht.«

[Matthias Beck: »Der Krebs und die Seele«, S. 64]

Von dem angesprochenen Dialog wird noch an anderer Stelle zu reden sein, weil sich die Krebszelle von dem wichtigen Dialog mit anderen Zellen selbst ausschließt!

Wenn in diesem Buch von Philosophie die Rede ist, meine ich also – wie bereits erwähnt – nicht die an unseren Universitäten gelehrte Philosophie, sondern die allen großen Weisheitslehren zugrunde liegende »Ewige Philosophie«. Und wenn in meinen weiteren Ausführungen die essentielle Bedeutung der Religion immer wieder zur Sprache kommt, meine ich auch nicht die wissenschaftliche Theologie und auch nicht die Kirche, weil aus meiner Erfahrung deren Verständnis von Religion eher zur Entstehung von Krebs als zu seiner Heilung beitragen kann. Zu mir hat eine Theologin einmal gesagt: »Wenn man Theologie studiert, verliert man die Religion.«

Das Buch von Dr. Beck hat mich in meinem Anliegen bestätigt, die seelischen und geistigen Hintergründe des Krebsgeschehens miteinzubeziehen, wobei gerade was die geistigen Hintergründe betrifft, meines Erachtens nach, die Religion nicht fehlen darf. So wird in diesem Buch auch das Thema Religion eine bedeutende Rolle spielen, aber eben im Sinne von religio, einer Rückverbindung also zum göttlichen Urgrund, und somit nicht im Sinne irgendeiner Konfession oder Kirche.

Zurück zu den Genen: Für mich sind Gene letztlich »nur« materielle Träger von Informationen. Informationen sind aber geistiger Natur, die, um transportiert werden zu können, einen materiellen Träger brauchen, so wie analog dazu alle Informationen ihre

Träger brauchen in Form von Zeitungen, Büchern, Schallplatten und dergleichen mehr.

Informationsträger gibt es also viele, sie tragen einen geistigen Inhalt, also die Informationen. Niemand wird behaupten, die Information läge im Papier eines Buches oder einer Zeitung, im Kunststoff einer Schallplatte oder im Material eines Tonbandes usw. Hier gilt es streng zu unterscheiden zwischen Informationsträger und der Information selbst, die ihrerseits etwas Geistiges ist!

Der Inhalt, d. h. die Information, z. B. eines Buches, kann nur transportiert werden auf Basis materieller Stoffe wie Papier und Druckerschwärze. Beide sind unentbehrlich, aber man darf sie nicht mit der Information an sich verwechseln. Dieser Zusammenhang gilt für alles in dieser polaren Welt. Auch ein Künstler braucht einen materiellen Träger: der Bildhauer den Stein, der Maler Leinwand, Papier und Farbe.

So braucht auch unser Bewusstsein, unsere Seele einen materiellen Träger – in diesem Fall die Gene – um ihre Informationen vermitteln und damit ihre Absichten in der materiellen Welt verwirklichen zu können.

Da der Schwerpunkt meiner Ausführungen zum Thema Krebs – wie bereits betont – nicht im medizinischen Bereich liegt, sondern darin, die seelischen und geistigen Zusammenhänge des Krebsgeschehens darzustellen, wird es notwendig sein, die schulmedizinische Ansicht über Krankheit und über die Krankheit Krebs im Besonderen zu ergänzen; ergänzen durch Einsichten, die uns die Weisheitslehren des Ostens wie des Westens schenken. Aus diesen Einsichten können wir entnehmen, dass es den Zufall, wie ihn die Naturwissenschaft heute lehrt, in Wirklichkeit nicht gibt, sondern nur das uns *gesetzmäßig* Zufallende. Nicht dass ich diese Behauptung im heutigen wissenschaftlichen Sinne beweisen könnte, darum geht es mir auch nicht. Mein Anliegen ist es, mich zu bemühen, die Gesetzmäßigkeiten in dieser Schöpfung und in unserem Leben aufzuzeigen, um dadurch das Gespenst dieses behaupteten unheilvollen »Zufalls« gehörig in Frage zu stellen. Die Schulmedizin und Psychologie sind der traditionellen Wissenschaft verpflichtet, wobei sich allerdings in beiden Berichten bereits neue Ansätze durchzusetzen beginnen.

Sind die in den Weisheitslehren dargestellten seelischen und geistigen Zusammenhänge tragfähig oder nicht? Im Bereich der wissenschaftlichen Schulmedizin ist von den seelischen und geistigen Gesetzmäßigkeiten und Zusammenhängen beim Thema Krankheit leider nicht viel zu entdecken. Da wird nur gegen jedes Krankheitssymptom gekämpft, ohne es zu deuten. Als lebensrettende Maßnahme ist das in Ordnung und wir sind froh, wenn unser Überleben auf diese Weise ermöglicht wird.

Aber dann sollte der unverzichtbare zweite Schritt nachfolgen, der sich um den Sinn und die Bedeutung unserer Symptome bemüht. Weil sich sonst das dem weggeschnittenen Symptom entsprechende Urprinzip – was damit gemeint ist, sollte im weiteren Verlauf dieses Buches noch klarer werden – vielleicht ein anderes, inhaltlich entsprechendes »Opfer«(Organ) im Körper oder auf einer anderen Ereignisebene sucht, was man dann »Symptomverschiebung« nennen könnte. Mit Urprinzipien meine ich die 12 Sternzeichen der Astrologie, aber keine Angst, es geht hier nicht um »Sterndeuterei« oder »Wahrsagerei«, aber die Astrologie in einem ernst zu nehmenden Sinne wird in diesem Buch noch öfter zur Sprache kommen.

Der schulmedizinische Eingriff war vielleicht eine notwendige, lebenserhaltende, mehr oder weniger gut gelungene »Reparatur«; wenn es aber um Heilung gehen soll, muss der »innere Arzt« in Aktion treten, der einzige Arzt, der wirklich heilen kann. Dieser innere Arzt steht mit unserer Seele in enger Verbindung und kann nur dann aktiv werden, wenn die Seele ihn dazu »beauftragt«. Dazu gehören auch alle physiologischen Abläufe, die nur dann funktionieren können, wenn die dafür notwendigen

Informationen von Seiten unseres Bewusstseins bzw. der Seele zur Verfügung stehen.

Diese physiologischen Zusammenhänge zu »Ursachen« zu erklären, nur deshalb, weil manche Werte – die man messen kann – nicht der Norm entsprechen, geht am Wesentlichen vorbei. Natürlich zeigen sich entsprechende Disharmonien auch auf der physiologischen Ebene als Korrelationen, was bedeutet, als sich gegenseitig bedingende Faktoren, aber das sind nicht die Ursachen. Diese liegen im seelisch-geistigen Bereich und nehmen von dort ihren Ausgang. Dort gilt es anzusetzen, nicht am Ende der »Ursachenkette«, da ist es oft schon reichlich spät – oft zu spät!

Ob wir es glauben oder nicht, die Seele, also unser Bewusstsein, ist die entscheidende Instanz im Menschen, die über Wohl oder Weh bestimmt. Sie ist mit einer bestimmten Absicht inkarniert, will ein bestimmtes Entwicklungsziel in diesem Leben erreichen. Es braucht eine Psyche, einen Körper und ein Ego, die zusammen unsere Persönlichkeit bilden, sowie eine bestimmte Umwelt, um diese Entwicklungsziele verwirklichen zu können. Die Seele kann nicht direkt in der materiellen Welt handeln.

Dafür haben wir ja unsere Persönlichkeit – und diese Persönlichkeit sollte eine reife Persönlichkeit sein. Die Persönlichkeit, die stark an den Körper gebunden ist, sollte nach und nach im Verlauf des Lebens in den Dienst der Seele gestellt werden, wenn wir unser Entwicklungsziel erreichen wollen. Nicht Egowahn, nicht Größenwahn, nicht Egoismus ist gemeint, sondern ein »gesundes Ego«, das sich im Verlauf unseres Lebens immer mehr mit den Absichten unserer Seele identifiziert.

Aber, werden sie vielleicht fragen: »Wie weiß ich denn von den Absichten dieser Seele«. Darauf werde ich noch genauer zu sprechen kommen, vorweg aber will ich schon an dieser Stelle meine Überzeugung zum Ausdruck bringen, dass die recht verstandene Astrologie aus meiner Erfahrung eine geeignete Disziplin ist, um eine sinnvolle Antwort auf diese Frage zu bekommen.

Zunächst kreist doch das Denken des Kranken um ganz andere Dinge: Wie geht es weiter? Wie wird die Behandlung wirken? Welche Überlebenschancen habe ich?

Natürlich hat man in der Regel schon viel über die Seele gehört, aber gibt es sie wirklich? Wenn das Leben so halbwegs läuft, hat man meistens ganz andere Dinge im Kopf als die Frage, ob es eine Seele gibt, die noch dazu unsterblich sein soll. Unsterblich möchten wir doch alle sein – oder nicht? Natürlich, aber in erster Linie auf der Körperebene! Die Frage nach einer unsterblichen Seele beschäftigt einen doch im gewohnten Alltag nicht unbedingt so dringend.

Im Krankheitsfall möchte man in erster Linie wieder gesund werden, möchte seinen gewohnten Lebensalltag fortsetzen können und all die Dinge, die uns das Leben schön und wertvoll erscheinen lassen, weiterhin genießen. Doch plötzlich ist man mit ganz anderen Fragen konfrontiert, weil einem die Krankheit – und hier besonders die Krebskrankheit – in seiner Existenz radikal in Frage stellt. Werde ich je wieder das Leben genießen können, oder zerstört mir der Krebs alle meine Pläne, Wünsche und Träume?

Wie wird die Behandlung verlaufen? Muss ich eine Chemotherapie bekommen? Werde ich vielleicht meine Haare verlieren? Wird mir vielleicht dauernd übel sein? Auch ich habe mit diesen Fragen gerungen: Soll ich mich einer Chemotherapie überhaupt unterziehen oder nicht? Man bekommt in dieser Zeit viele Ratschläge, hilfreiche und weniger hilfreiche, doch die letzte Entscheidung bleibt bei einem selbst hängen.

Da ich für eine Krebsstudie ausgewählt wurde, was Vor- und Nachteile hat, habe ich mich für die Chemotherapie entschieden. Heute weiß ich nicht, ob das sinnvoll war, das lässt sich auch im Nachhinein nicht nachweisen. Viele Gedanken gehen einem durch den Kopf, wenn man hilflos und ohnmächtig im Bett liegt und dem Geschehen ausgeliefert ist. Man hängt förmlich an den Lippen der behandelnden Ärzte, wenn sie einem bei der Visite über den eigenen Zustand und die damit verbundenen Heilungschancen berichten.

Vorerst will man überleben und sonst im Wesentlichen nichts. Wenn der »Zufall« es will, dann werde ich überleben, meinen viele Menschen, obwohl niemand weiß, wer dieser »Zufall« ist; weil zaubern können auch die Ärzte bei allem Können und aller Anstrengung nicht.

Der Krankenhaus-Seelsorger versuchte mich nach Kräften zu trösten – leider nur mit frommen Sprüchen – und es wurde natürlich das Thema Religion angesprochen, wobei die Frage nach der Seele nicht fehlen darf. Aber nicht immer hat man das Glück, einem wirklichen »Seelsorger« gegenüber zu stehen – eigentlich in diesem Fall zu liegen – und so erschöpfen sich diese Gespräche oft in gewohnten, aber inhaltlich nicht wirklich tröstenden An- und Einsichten. Ich habe es jedenfalls so empfunden. Natürlich sind diese Besuche von dem Bemühen getragen, dem Kranken in irgendeiner Form wieder Mut zu machen – und damit »gut gemeint«. Wenn ich ehrlich bin, war ich jedes Mal froh, wenn ich wieder allein war und meinen Gedanken nachhängen konnte, wie es wohl weitergehen wird.

So besann ich mich dann doch wieder auf die Auseinandersetzung mit den Weisheitslehren und zu diesen gehört für mich in erster Linie die Astrologie. Nicht die landläufig bekannte Astrologie im Sinne von Wahrsagerei oder Zukunftsvoraussage, sondern die Astrologie als Weisheitslehre, als Instrument zur Selbsterkenntnis. Wird sie mir nun in dieser kritischen Lebenslage helfen können? Würden sich nun jene in sie gelegten Erwartungen bestätigen, die so schön klingen, solange man nicht in der Krise steckt, sondern sich schön theoretisch mit ihren Thesen auseinandersetzt?

Jedenfalls wurde ich immer ruhiger, sooft ich mich mit solch grundsätzlichen Fragen beschäftigte. Mir wurde immer klarer, dass mein Überleben nicht allein von den Ärzten abhängen kann und darf! Die Gespräche mit ihnen ließen oft wieder Zweifel und Ängste in mir aufsteigen, denn die funktionale Betrachtung meiner Krankheit allein brachte keinen Trost, weil dabei der schon mehrmals angesprochene »Zufall« die Oberhand gewinnt. Dieses komplexe Geschehen einer Krebskrankheit überblickt letztlich niemand. Die letzte Entscheidung über Tod und Leben können nicht die Ärzte treffen, auch wenn sie ihr Bestes geben. Diese Entscheidung ist unserer Seele vorbehalten, wie ich es heute, also im Nachhinein, sehe.

Diese Seele entscheidet darüber, ob das Überleben für einen Menschen aus höherer Warte aus betrachtet sinnvoll ist oder nicht. Zeigt ein Mensch Bereitschaft, sich zu entwickeln, sich auf seinen Weg zu machen oder dominiert allein sein Ego? Ist ein Mensch innerlich bereit, aus seiner Situation zu lernen? Die Seele allein kann unserem Organismus die notwendigen Informationen geben, um auf der physiologischen Ebene wie auf der äußeren, funktionalen Ebene die entsprechenden Voraussetzungen für eine Heilung zu schaffen.

Das ist heute meine Überzeugung – beweisen kann ich sie nicht.

Die Zukunft wird es an den Tag bringen

Die Astrologie ist die »Wissenschaft« von der Seele im Unterschied zur Wissenschaft von der Psyche, die wie ihr Name schon sagt, die Psychologie ist. Die Astrologie ist streng genommen keine Wissenschaft, sondern eine Weisheitslehre. Mit dieser Definition wird auch der leidliche »Machtkampf« zwischen den beiden Disziplinen ausgeräumt. Nicht *entweder* Psychologie *oder* Astrologie, sondern *sowohl* Psychologie *als auch* Astrologie, wenn sie als ein Instrument verstanden wird, seelische Entwicklung voranzutreiben und nicht als »Wahrsagerei« (miss)verstanden wird.

Die Psychologie und Psychotherapie ist wertvoll und in vielen Fällen unentbehrlich für eine gesunde Entwicklung unserer Persönlichkeit; und eine solche brauchen wir, um sie im Laufe des Lebens immer mehr in den Dienst der Seele stellen zu können. Eine unentwickelte Persönlichkeit wird der Seele wenig dienen können. Was bei diesen Disziplinen ins Auge fällt, ist der Umstand, dass hier offensichtlich ein Paradigmenwechsel stattfindet, der sich dahingehend äußert, dass der Schwerpunkt heute auf Gegenwart und Zukunft ausgerichtet wird und damit ein erfreuliches Abrücken vom Forschungsschwerpunkt einer Ursachensuche in der Vergangenheit zu bemerken ist.

Wahrscheinlich findet hier ein Einfließen der neuesten Erkenntnisse aus dem Bereich der Relativitätstheorie wie der Quantenphysik statt, was auch der Schulmedizin zu wünschen wäre.

Wenn es um Seele geht, kommt für mich eine für die Ganzheit des Menschen unverzichtbare Dimension ins Spiel: die Religion im Sinne von religio, also einer Rückverbindung zum Göttlichen. Mit Religion meine ich nicht wissenschaftliche Theologie und auch nicht die heutige Kirche, sondern die Ausrichtung des Menschen auf eine höhere Dimension hin, die wir alle zwar nicht kennen, aber erahnen können.

In unserem Alltag sind wir eingebunden in eine fast alle Lebensbereiche dominierende Weltanschauung – nämlich die der Naturwissenschaft – und für die praktische alltägliche Lebensbewältigung ist dies ja auch meist – aber eben nur solange – hilfreich, solange es keine größeren Krisen gibt. Sie kann uns helfen, mit ihren Errungenschaften unser tägliches Leben leichter zu bewältigen und die darin auftretenden Schwierigkeiten zu überwinden. So kann auch die wissenschaftliche Schulmedizin viel dazu beitragen, um zunächst einmal ein Überleben möglich zu machen.

Ein die Ganzheit des menschlichen Lebens umfassendes Verständnis muss uns die Schulmedizin im herkömmlichen Sinne allerdings schuldig bleiben, weil sie vorwiegend einseitig denkt und sich im Wesentlichen auf funktionale Maßnahmen beschränken muss. Das ist dieser Weltanschauung eigen.

Die klassische Schulmedizin hat Großartiges geleistet und tut es noch immer, aber sie kann dem Menschen keinen wirklichen Lebenssinn vermitteln, weil sie selber keinen aufweisen kann, außer den, sich in dieser sichtbaren, materiellen Welt besser behaupten zu können, überleben zu können. Das kann schon viel sein, wenn man in eine lebensbedrohende Situation kommt und das ist man, wenn man mit einer schweren Krankheit danieder liegt. In dieser Situation will man in erster Linie überleben. Dass aber ein »Überleben« noch kein »wirkliches Leben« ist, das ist leicht nachvollziehbar. Auch ich wollte zunächst einmal v. a. überleben, aber gleichzeitig den Sinn ergründen, warum und wozu ich diese Krankheit bekommen habe.

Krebs aus dem Betrachtungswinkel der Ganzheitsmedizin bzw. Krankheitsbilderdeutung

Der Arzt und Psychotherapeut Dr. Rüdiger Dahlke schreibt zum Thema Krebs: »Vom (ur)eigenen Weg abweichen; von der eigenen Entwicklungslinie (im betroffenen Themenbereich) so weit abkommen, dass der Körper dem (vergessenen/verdrängten) Thema zum Ausdruck verhelfen muss, damit es nicht gänzlich fehlt; Krebs verwirklicht körperlich, was seelisch im entsprechenden Bewusstseinsbereich notwendig wäre.«
[Rüdiger Dahlke: »Krankheit als Symbol«, S. 320]

Hier gilt es persönlich einzusteigen. Bin auch ich vom Weg abgekommen? Was ist denn in Wirklichkeit mein Weg? Was bedeutet, vom Weg abkommen?

Zunächst hört sich das Ganze eher hochtrabend an. Haben wir denn wirklich einen vom Schicksal oder von Gott vorgeschriebenen Weg, oder handelt es sich dabei um eine Selbstüberschätzung des Menschen?

Ich hatte vor meiner Pensionierung – ich war zur Zeit meiner Krebserkrankung bereits in Pension – einen äußerlich betrachtet guten, interessanten Beruf, aus dem ich frühzeitig »ausstieg«, weil mich die Auseinandersetzung mit den Weisheitslehren faszinierte und ich mehr Zeit für diese Auseinandersetzung haben wollte.

Ich verzichtete auf die Firmenpension – für die normale Pension hatte ich bereits die notwendigen Beitragsjahre beisammen. Diesen Ausstieg erlebte ich vorerst als Befreiung, aber wie im Märchen vom »Fischer und seiner Frau«, die nie zufrieden war, erging es auch mir. So kam mir die Idee, unser Haus in Stadtrandlage zu verkaufen und in ein kleineres Haus aufs Land zu ziehen, was ich mir viel schöner vorstellte als das Leben in der Stadt.

Meine Frau war von beiden Schritten nicht gerade begeistert, aber sie willigte letztlich doch ein – ich setzte meine Wünsche durch. Was im Nachhinein an dieser Geschichte sichtbar wird, ist zum einen ein Abweichen von meinem mit dem Ausstieg begonnenen neuen Weg, weil dieser Wohnungswechsel sowie die notwendige Sanierung dieses »neuen« 150 Jahre alten Hauses ungefähr drei Jahre in Anspruch genommen und mich damit von meinem eigentlichen Vorhaben abgehalten hat, und zum anderen ein unbewusster Egoismus, den ich mir wohl oder übel eingestehen muss, weil, – wie ich oben angeführt habe – meine Frau nur widerwillig in diese meine Aktionen eingewilligt hat.

Diesen unbewussten Egoismus spricht Dr. Rüdiger Dahlke im Zusammenhang mit Krebs folgendermaßen an: »Aggression und Egoismus im Krebsgeschehen: aggressiv verdrängende Ellbogenpolitik, Recht des Stärkeren, Infiltration, Invasion, Erpressung, Ausbeutung von Sklaven(zellen); Ego-Trip;«

[Rüdiger Dahlke: »Krankheit als Symbol«, S. 320]

Ein bewusster Egoismus im Sinne des Bedürfnisses seine eigenen Anlagen, Wünsche und Absichten durchsetzen zu wollen, ist nichts Böses; Durchsetzung ist eine menschliche Fähigkeit, die zum Überleben notwendig ist. Sie gehört in der Astrologie zum Prinzip des Widders, dem der Kriegsgott Mars in der griechischen Mythologie zugeordnet ist. Er steht für das Prinzip »Bewegung«.

Durchsetzung ja, aber nur in dem Ausmaß, in dem wir dem Mitmenschen nicht schaden!

Im Schatten dieser erlösten Form lauert aber unbewusster Egoismus und wie alles, was uns nicht bewusst ist, kann auch unbewusster Egoismus krebsfördernd sein. Die Krebszelle zeigt analog ja das gleiche unbewusste egoistische Verhalten. Es gibt viele Formen von unbewusstem Egoismus; wir brauchen nur ehrlich zu uns selber zu sein und in uns hineinhorchen. Wenn z. B. Eltern sich »nur für die Kinder aufopfern« und dabei ihr eigenes Interesse und ihren eigenen Vorteil daran nicht sehen und dann bewusst oder unbewusst den Dank dafür zurückerwarten oder gar einfordern, kann unbewusster Egoismus dahinter stehen.

Auch ich habe es mit meinen Aktivitäten gut gemeint, dabei aber übersehen, dass ich meine Grenzen überschritten und meine Frau mehr oder weniger »gezwungen« habe, bei meinen Aktivitäten mitzumachen. Dies alles zeigt, dass unbewusster Egoismus sehr wohl krebsfördernd sein kann, weil analog dazu die Krebszelle nicht anders handelt, indem sie ausschließlich nur ihr eigenes Interesse im Auge hat.

Völlig falsch verstanden wäre aber jetzt die Schlussfolgerung: »Weil ich so gehandelt habe, darum habe ich Krebs bekommen.« Nicht »weil« ich mich so entschieden habe, sondern ich habe mich auf Grund meines damaligen Bewusstseinsstandes bzw. Unbewusstheitsstandes so entschieden, und dafür gilt es jetzt für mich die volle Verantwortung für mein Schicksal – in diesem Falle Krebs – zu übernehmen. Krankheit will uns nur bewusst machen, was uns unbewusst ist. Es ist ja im Nachhinein gar nicht feststellbar, wie weit mein damaliges Verhalten zu meiner Erkrankung beigetragen hat. Es hat niemand Schuld an diesem, meinem Versagen; ich bin nur etwas schuldig geblieben und allein darin besteht die Schuld, nämlich meine fehlende Bereitschaft, eine für beide, also für meine Frau und für mich *gemeinsame* Lösung zu suchen und zu finden; eine Lösung, die für beide passt. Es geht um den einen Punkt, der beiden gerecht wird.

Dieses Prinzip des dritten Punktes gilt für alle unsere Konflikte. Dieser ist jedoch nur zu finden, wenn jeder der beiden Beteiligten bei sich selbst herausfindet: Was ist meine Motivation? Warum will ich es gerade so haben? Was macht mir Angst? Wo wird es für mich eng, wenn ich nachgebe?

Lassen wir doch diese kausale Interpretation weg mit allem »weil« und »darum«, mit allem »wenn«, »hätte«, »wäre« und »aber«; sie ist der gegebenen Wirklichkeit nicht angemessen, d. h. nicht adäquat.

Es gibt in Wirklichkeit keine objektive Schuld, die vermeidbar gewesen wäre; das sieht im Nachhinein nur so aus. Im Nachhinein wüsste man immer die bessere Lösung. Es gibt nur das meiner Anlage schuldig gebliebene adäquate Handeln, zu dem ich auf Grund meiner Unbewusstheit damals noch nicht in der Lage war, und dafür gilt es die bewusste Verantwortung zu übernehmen. Das Gute liegt in der Zukunft, nämlich das aus dem eigenen Versagen entspringende Verlangen, den angerichteten Schaden wieder gutzumachen.

Schuld ist ein metaphysischer Begriff und kein realer; Schuld ist, was wir dem Leben schuldig bleiben. Wir meinen immer, unser Handeln mache uns schuldig, dabei ist es gerade unser Nichthandeln, das uns schuldig macht; wenn wir dem Leben z. B. unsere Berufung schuldig bleiben. Sünde meint nicht eine moralische Verfehlung, sondern die Sonderung von der Einheit, von der Ganzheit ist die Sünde. Sie ist aber Voraussetzung dafür, dass uns vergeben werden kann.

Diese Zusammenhänge sind nicht einfach zu verstehen, nicht zuletzt auch deshalb, weil unsere von der Kirche und ihrer Theologie missverstandene Praxis, Schuld immer in einem kausalen Sinne als moralisches Versagen interpretiert hat – und dies im Großen und Ganzen immer noch tut; dies entspricht aber nicht der menschlichen Wirklichkeit. Der Mensch ist ein »gefallener Gott«, woraus als einzige Konsequenz abgeleitet werden kann, dass nur dem Sünder die Sünden vergeben werden können, nicht aber dem so genannten »Gerechten«.

Schuld ist die Voraussetzung für Einsicht und Vergebung und nicht etwas, was bei Befolgung der kirchlichen Gebote und Verbote vermieden hätte werden können. Der Mensch in der polaren Welt wird mit jedem Handeln schuldig, weil er von zwei oder mehreren Möglichkeiten immer nur eine im Moment verwirklichen kann, die anderen aber notgedrungen schuldig bleiben muss. Diese kann er über den Umweg der Zeit nur nacheinander einlösen, aber eben auch nur dann, wenn er innerlich dazu bereit ist, was aber nicht der Fall ist, wenn er diese anderen Möglichkeiten in seinem Bewusstsein ablehnt.

Die Sünde, d. h. unser »Gesondertsein« von der göttlichen Einheit um der Erkenntnis willen, ist die Voraussetzung für die mögliche Heilung. Und deshalb bedarf es eines Heilandes, der uns durch sein Leben vorbildlich aufgezeigt hat, wie der Mensch mit den Forderungen an ihn umgehen soll. Er hat uns den Weg vorgelebt, aber damit das Gehen unseres eigenen Weges nicht stellvertretend für uns etwa schon geleistet.

Auch der viel strapazierte Begriff der »Gnade Gottes« bedarf einer Ergänzung. Er besteht für mich darin, dass wir einen großen Spielraum haben, uns in die Gesetzmäßigkeit der Schöpfung freiwillig einzuordnen. Erst unter dieser Voraussetzung wird Gnade möglich.

Gerade eine so schwere Krankheit wie Krebs ist geeignet, uns an den Rand des Abgrundes zu führen, wo es dann nur mehr die Möglichkeit gibt, uns aktiv für unsere Berufung zu entscheiden und uns auf unseren ureigenen Weg zu begeben oder uns passiv in die Hände der Schulmedizin zu begeben in der falschen Annahme, dass das alles »zufällig« geschehen sei und vermeintlich nichts mit uns zu tun hätte.

»Krebs als Initiation: ein einschneidendes Ereignis, die entscheidende Zäsur im Leben; Irrtum im Konzept der Verwirklichung von Freiheit und Unsterblichkeit; unterdrücken der Möglichkeiten zu Grenzerfahrungen, von Lebensimpulsen; festhalten an der Norm; perfekte soziale Anpassung (Normopathie).«
[Rüdiger Dahlke: »Krankheit als Symbol«, S. 320]

Diese Normopathie ist leider in unserer Gesellschaft weit verbreitet und zeigt sich bei uns Menschen oft in der Art und Weise, dass wir uns völlig, d h. im Übermaß, nach konventionellen Vorstellungen, Maßstäben und Regeln orientieren, anstatt selbst die Verantwortung für unser Leben zu übernehmen. Normopathie meint wohl nichts anderes als unser Bestreben, normal zu sein. Nun, aber was ist normal? Die Seele kennt kein »normal«, sie will, dass wir zu der/dem werden als die/der wir von allem Anfang an angelegt sind. Dieses Angelegtsein ist symbolisch verschlüsselt in unserem Geburtshoroskop abzulesen. Voraussetzung dafür aber ist, dass wir diese Symbole lesen, d. h. deuten können, was erlernbar ist.

»Pathie« meint »leiden«, meint »krankhaft«. Wenn wir also krankhaft normal sein wollen, dann kann das nicht mehr stimmen, weil wir dann in Richtung Fremdbestimmung gehen und diese ist, nach Meinung vieler Fachleute, auch krebsfördernd.

»Man tut« ist ein gern gebrauchter Ausdruck, der ein Verhalten bezeichnet, nach dem sich die Masse ausrichtet. Es ist bequemer, sich nach allgemein gebräuchlichen Regeln auszurichten als selbst Entscheidungen zu treffen und die Verantwortung dafür zu übernehmen. Man kann, wenn sich eine Entscheidung im Nachhinein als falsch herausstellt, andere Menschen oder Umstände dafür verantwortlich machen.

Solche Umstände kann es viele geben. Es kommen dann die bekannten Ausreden wie: »Ja, wenn der oder die nicht so blöd gehandelt hätten, dann wäre dies oder jenes nicht passiert«, »wenn jener Autofahrer den Vorrang nicht missachtet hätte, dann wäre es nicht zu diesem Unfall gekommen«, »wenn der Baum nicht gerade an der Stelle gestanden hätte, dann wäre alles anders ausgegangen«. Alles Argumente, die darauf abzielen, unsere eigene Beteiligung und Verantwortung für unliebsame Ereignisse auf äußere Umstände abzuschieben.

Immer kommen Argumente ins Spiel – formuliert mit den Worten: »wäre«, »hätte«, »weil«, die wohl vordergründig verständlich sind, wenn wir aber nachdenken, dann können wir erkennen, dass auch wir selbst mit eingewoben sind in alle Ereignisse, die uns geschehen. Diesen Eigenanteil, diese eigene Beteiligung, die uns vielleicht im Moment nicht bewusst ist, dieses Eigene, das ja schon im Wort Ereignis drin steckt, gilt es bewusst zu machen, weil nur die Unbewusstheit solch unliebsame Ereignisse auslöst. Unsere Seele will, dass wir uns entwickeln, immer weiterentwickeln in Richtung von mehr Bewusstheit. Sie ist die letzten Endes entscheidende Instanz in uns, die uns in solche Ereignisse verwickelt, damit wir wieder ein Stück mehr Bewusstheit entwickeln.

Ich weiß, das klingt ungewohnt, doch die uns vertrauten Schuldzuweisungen für alles Mögliche, das uns widerfährt, können keine Lösung sein. Die Psychologie nennt unsere Neigung, Schuld zu delegieren, Projektion. Wir projizieren einen uns unbewussten Bewusstseinsanteil nach außen, um die Verantwortung nicht übernehmen zu müssen. Eine Erscheinung, die wir überall in der Welt beobachten können, ob im täglichen Zusammenleben oder in der großen Politik.

Es ist nicht verboten zu projizieren, nur sollten wir erkennen, welch unbewusste Vorgänge dabei ablaufen. Es geht darum, diese unbewusste eigene Beteiligung an unliebsamen Erlebnissen immer mehr zu durchschauen und diese Projektionen auf uns selbst zurückzunehmen. Das bringt Selbsterkenntnis, Selbsterkenntnis bringt Welterkenntnis, und diese langsam »Gotterkenntnis«. Das ist ein hoher Anspruch, der aber letzten Endes unverzichtbar ist.

Der Mensch ist zu keinem anderen Zweck auf dieser Welt, als ständig zu lernen, sich ständig in kleinen Schritten zu vervollkommen. »Seid vollkommen, wie euer Vater im Himmel vollkommen ist.« (Matth. 5, 48), sagt Jesus, und er wird wohl recht haben mit seiner Aufforderung, hat er uns doch alles bis zur letzten Konsequenz vorgelebt.

Gerade die Behauptung, dass wir nur zum Lernen – nichts anderes meint Entwicklung – auf dieser Welt sind, mag manche irritieren, doch was ist die Alternative zu dieser Feststellung? Doch wieder nur der so genannte »Zufall«. »Zufällig« werden wir geboren, »zufällig« an diesem Ort, »zufällig« zu dieser Zeit, »zufällig« bei diesen Eltern, »zufällig« in diese Umstände, »zufällig« behindert, »zufällig« gesund, »zufällig«?

Solche Deutungen sind nur Ausdruck von Unwissenheit – hier versagt das Weltbild der Wissenschaft kläglich. Die Wissenschaft kann uns nur bedingt helfen, uns im Bereich der Materie besser zurechtzufinden. In Bezug auf die für den Menschen existenzielle

Sinnfrage weiß sie keine Antwort, weil sie einseitig und kausal denkt und handelt. Und selbst im materiellen Bereich sind ihre Möglichkeiten sehr begrenzt, wie uns das Leben täglich lehrt. Ihren starken Einfluss auf unser Denken verdankt sie nur ihren vielen Gläubigen, doch wenn viele einen Irrtum teilen, so wird noch lange keine Wahrheit daraus. Dieses Zufallskonzept ist Ausdruck unserer Neigung, die Verantwortung für unser Leben auf diesen ominösen »Zufall« abzuschieben.

Ich habe mich lange Zeit meines Lebens mit der Wissenschaft auseinandergesetzt und habe selbst die Beschränktheit dieses Weltbildes in vielen Situationen erlebt und erfahren. Die letztlich nur scheinbaren großartigen Erfolge dieses Denksystems gaukeln uns ein Bild der Machbarkeit vor. Aber die Welt folgt ehernen Gesetzmäßigkeiten, die auch die Wissenschaft nicht aus der Welt schaffen kann.

Die Geschichte der Wissenschaft ist eine Geschichte der Irrtümer. Die Erkenntnis von heute ist oft der Irrtum von morgen. Wenn sie »neue« Erkenntnisse über diese Welt entdeckt – d. h. die Decke der bisherigen Unwissenheit weghebt – und als von ihr erfunden hinstellt, so sind es meist Erkenntnisse auf der materiellen Ebene, die der Mensch nur finden, aber nicht erfinden kann. Diese gefundenen gesetzmäßigen Zusammenhänge sind schon in der Schöpfung grundgelegt, aber nicht vom Menschen in die Schöpfung eingebracht. Die Weisheitslehren des Ostens wie des Westens beinhalten diese grundlegenden gesetzmäßigen Zusammenhänge schon seit Jahrtausenden auf philosophischer Ebene.

Allein die neue Physik, die Quantenphysik, nähert sich immer mehr diesen Weisheitslehren auf der materiellen Ebene und das ist jedenfalls ein sehr erfreulicher Umstand im Sinne einer notwendigen Ergänzung zur philosophischen Ebene. Es waren ja auch echte Genies wie ein Einstein, Heisenberg, Plank usw., die diesen Durchbruch ermöglicht haben. All die Namen aufzuzählen wäre zu umfangreich; das wissenschaftliche »Fußvolk« hinkt eben oft weit hinten nach.

Leider hat die einseitige Wissenschaft fast alle Lebensbereiche erobert und damit auch den für den Menschen so wesentlichen Bereich der Religion. Hier hat sie mit ihren »Weisheiten« mehr zerstört als erhellt. Es sind dies zu einfach gestrickte Konzepte für das Leben in der polaren Welt, die in ihrer Einseitigkeit den Gesetzmäßigkeiten dieser Welt nicht standhalten.

Ich treffe diese Feststellung ganz bewusst und setze mich damit auch dem Vorwurf der Polemik aus. So meine ich es aber nicht. Mein Anliegen ist es lediglich aufzeigen, dass es außerhalb bzw. hinter dieser Welt der Wissenschaft eine Welt der Wirklichkeit gibt, die zwar mit wissenschaftlichen Messinstrumenten ihrer Natur nach nicht gemessen werden kann, weil sie nicht von dieser Welt ist, die aber das Geschehen auf dieser Welt entscheidend bestimmt, weil sie es ist, die »wirkt«.

Beweise? Wozu? Die Wissenschaft erkennt nur das als »wirklich« an, was man sehen, riechen, schmecken, betasten, hören und dazu noch messen kann. Und das ist das Tragisch-Komische daran: Es handelt sich dabei nämlich gerade nicht um die Wirklichkeit, sondern um das Erwirkte, das die östlichen Religionen zu Recht als Täuschung, als Illusion, als Maya bezeichnen.

Auch wenn man den Bereich der Wirklichkeit nicht messen kann, man kann ihn erfahren, und das ist essenzieller als alle wissenschaftlichen Messungen.

Jede Wahrnehmung geschieht im Menschen, in seinem Bewusstsein, unabhängig davon, welche technischen Hilfsmittel – Mikroskope oder Teleskope – wir davor setzen.

Unsere Welt, so wie wir sie wahrnehmen, entsteht in uns. Wir haben die Wahl, die Entscheidung liegt bei uns, mit welchem Weltbild wir uns identifizieren; jedenfalls bleibt es nicht ohne Konsequenzen für unser Leben. Gerade die Religion erachte ich als das wichtigste und wesentlichste Thema, mit dem sich der Mensch befassen kann. Wenn ich von Religion spreche, meine ich Religio, d. h. eine Rückverbindung zum Göttlichen, was aber fernab jeder wissenschaftlichen Beweisführung liegt. Wäre es beweisbar, wäre es nicht göttlich, sondern irdisch, d. h. majatisch, also letztlich unwirklich.

Dem Gesetz der Polarität entsprechend muss es zur Polarität in der wir leben ebenfalls eine Polarität geben, welche wir Einheit oder Gottheit nennen. Kosmische Gesetzmäßigkeiten kennen keine Ausnahmen. Würde es nur eine Ausnahme geben, wäre es keine Gesetzmäßigkeit.

Der »Gott« der Kirche erfüllt diese Voraussetzung nicht, er wird ebenfalls einseitig und persönlich gedacht: als der »nur Gute« als das Gegenteil vom »Bösen«, Das ist aber nur ein halber Gott und damit kein Gott. Der absolut gute Gott ist die Einheit von Gut *und* Böse.

Ein »nur guter« Gott als das Gegenteil vom »bösen Teufel« ist ein Missverständnis.

»Ich bin ein Teil von jener Kraft, die stets das Böse will, und stets das Gute schafft«, lässt Goethe seinen Mephisto sprechen.

Auch die Bibel wurde oft missverstanden. Um nur ein Beispiel zu nennen, das mir für meine Überlegungen wichtig erscheint: Wenn Jesus den Petrus auffordert: »Weide meine Lämmer, weide meine Schafe« (Joh. 21, 15-17), dann kann er damit wohl nicht gemeint haben, dass wir Lämmer oder Schafe sind. Er wollte damit vielleicht den Hirtenaspekt des Petrus betonen, den »Seelenhirten« nämlich. Auch sollten wir nicht auf Dauer unbewusste »Lämmer oder Schafe« bleiben – auch das kann mit diesen Worten gemeint sein –, sondern selbständig und erwachsen werden, um uns eines Tages von der Bevormundung durch Kirche und Staat zu emanzipieren.

Die Kirche wäre gut beraten, wenn sie ihr Hirtenamt dahingehend verstehen würde, »Schafe« und »Lämmer« in diesem unverzichtbaren Prozess des Erwachsenwerdens zu fördern und zu unterstützen, anstatt sie in Abhängigkeit zu halten.

Doch nochmals zur Ganzheitsmedizin von Dr. Rüdiger Dahlke in seinem Buch »Krankheit als Symbol«:

»Regressionsprozess: der Rückbezug zum Ursprung, die Quelle der Religio, ist in die regressiven Tendenzen körperlicher Krebszellen abgesunken; Wachstum und Fortschritt als pervertiertes Ziel in unserer Zeit und Gesellschaft; Metastasen (lat.: filiae = dunkle, Verderben bringende Töchter) als Filialen und Tochtergesellschaften erkennen, mit denen wir den Körper der Erde überziehen; kollektives Muster rücksichtsloser Expansion und Verwirklichung der eigenen Interessen; Spiegel der Ausbeutung der Erde durch den Menschen;

Polarisierung von Ich und Gemeinschaft: fehlendes Bewusstsein für größere, umfassende Einheit.«

[Rüdiger Dahlke: »Krankheit als Symbol«, S. 320f]

Was diese Verhaltensmuster betrifft gilt es zu erkennen, dass dies alles ein analoges Verhalten der Krebszelle widerspiegelt. Manchmal verbirgt sich hinter der hochgeschätzten »Kinderliebe« – wenn man genau hinschaut – ein unbewusster Egoismus.

»Ich tue alles für die Kinder, ich opfere mich geradezu für sie auf«. Wir haben immer etwas davon, wenn wir etwas für andere Menschen tun; wir sollten aber keinen Anspruch damit verbinden.

Liebe lebt vom Geben, nicht vom Nehmen! Es genügt, wenn Freude bereitet wird, das ist Geschenk genug. Und gerade die so genannte »Kinderliebe« verdient es, meiner Meinung nach, manchmal nach ihren wahren Motiven hinterfragt zu werden.

Der Dichter Khalil Gibran schreibt in diesem Zusammenhang:

Von den Kindern
Und eine Frau, die einen Säugling an der Brust hielt, sagte: Sprich uns von den Kindern.
Und er (der Prophet) sagte:
Eure Kinder sind nicht eure Kinder.
Sie sind die Söhne und Töchter der Sehnsucht des Lebens nach sich selber.
Sie kommen durch euch, aber nicht von euch,

und obwohl sie mit euch sind, gehören sie euch doch nicht.

Ihr dürft ihnen eure Liebe geben, aber nicht eure Gedanken, denn sie haben ihre eigenen Gedanken.

Ihr dürft ihren Körpern ein Haus geben, aber nicht ihren Seelen, denn ihre Seelen wohnen im Haus von morgen, das ihr nicht besuchen könnt, nicht einmal in euren Träumen.

Ihr dürft euch bemühen, wie sie zu sein, aber versucht nicht, sie euch ähnlich zu machen.

Denn das Leben läuft nicht rückwärts, noch verweilt es im Gestern.

Ihr seid der Bogen, von denen eure Kinder als lebende Pfeile ausgeschickt werden.

Der Schütze sieht das Ziel auf dem Pfad der Unendlichkeit, und er spannt euch mit seiner Macht, damit seine Pfeile schnell und weit fliegen.

Laßt euren Bogen von der Hand des Schützen auf Freude gerichtet sein;

denn so wie er den Pfeil liebt, der fliegt, so liebt er auch den Bogen, der fest ist.

aus: Khalil Gibran: »Der Prophet«

Lehrplan – Entwicklung – Evolution

Wenn wir unsere Seele, d. h. unser Bewusstsein, sowie unseren Geist nicht in die Behandlung von Krankheit miteinbeziehen, dann bleiben die Interventionen der Schulmedizin mehr oder weniger gut gelungene Reparaturen. Das kann schon sehr viel sein, und wir werden sie vorerst dankbar annehmen. Heilung aber ist etwas anderes! Heil können wir nur in unserer Seele werden, was dann die Gesundheit des Körpers nach sich ziehen kann. Und diese Seele hat Absichten. Sie inkarniert mit einem bestimmten Lehrplan in diese irdische Welt und dieser Lehrplan ist etwas Geistiges und bezieht sich auf Entwicklung. Diese Ansicht wird in allen Weisheitslehren durchgehend vertreten. Auch die Naturwissenschaft geht von diesem Ansatz aus; sie nennt es Evolution, was ja Entwicklung bedeutet. Nur wird sich im weiteren Verlauf zeigen, dass der Evolutionsbegriff der Wissenschaft einen groben Schönheitsfehler aufweist. Sie geht von einer linearen Entwicklung aus, die am Punkt »Null« beginnt und sich linear bis zu einem nicht näher definierten Punkt fortsetzt.

Es wird sich zeigen, dass es in Wirklichkeit keine Linearität gibt, sondern alles in dieser Welt zyklisch und rhythmisch verläuft, wobei selbst der Raum – wie Einstein lehrt – »gekrümmt« ist. Was wir fälschlich als gerade Linie erachten, ist nur ein winzig kleiner Ausschnitt eines riesengroßen Kreises.

Weiters gibt uns ein lineares Evolutionsmodell keine Erklärung dafür, dass es in der Menschheit immer wieder geniale Menschen gegeben hat, die wie Säulen aus dieser behaupteten Linie herausragen.

Entwicklung geschieht durch Lernen und offensichtlich ist diese Schöpfung so angelegt, dass alles sich entwickelt. Wohin diese Entwicklung geht, wissen wir nicht so genau, aber dass sie stattfindet, wird nicht bestritten, im Kleinen wie im Großen. In der Bibel spricht Jesus von einer anzustrebenden

Vollkommenheit: »Seid vollkommen, wie euer Vater im Himmel vollkommen ist.« (Matth. 5,48)

Wenn ich an dieser Stelle Begriffe wie Seele, Lehrplan, Astrologie und auch die Religion zur Sprache bringe, dann mag dies manche/n Leserin/Leser vielleicht befremden, aber mein Ansatz in Bezug auf Krankheit und Heilung – und das wird sich durch das ganze Buch hindurchziehen – liegt im geistig-seelischen Bereich. Rein wissenschaftliche, funktionale Zugänge zum Thema Krebs gibt es viele und auch viele gute, aber es liegt an einem selber, welchem Ansatz man im Einzelnen primär folgen will. Wir sollten nur bedenken, dass unser Denken, unser jeweiliges Weltbild auch entsprechende Konsequenzen für unser Leben hat und daher von zentraler Bedeutung ist.

Religion, Mythos und Astrologie

Religion im Sinne von Religio, d. h. einer Rückverbindung zum Göttlichen, gehört zum Wesentlichsten, was unser Dasein in dieser Welt bestimmt. Ich verstehe unter »Religio« nicht automatisch die Hinwendung zu dem Gott einer bestimmten Kirche oder einer bestimmten Konfession, sondern – wie oben erwähnt – eben diesen Rückbezug zum Numinosen. Eine Erfahrung die ich häufig mache ist die, dass wenn ich in Diskussionen das Thema Religion anspreche, die Menschen damit automatisch Kirche verbinden und ablehnend reagieren. Es bedarf dann vieler Mühe, sich dahingehend verständlich zu machen, dass ich mit Religion nicht automatisch Kirche meine.

Religion war für mich, solange ich auf der Welt bin – und das sind immerhin schon 83 Jahre – ein Thema. Ich will dafür keine Gründe anführen, obwohl es astrologisch betrachtet nachvollziehbar ist.

Nicht Mission in irgendeinem Sinne ist mein Anliegen, sondern mir geht es um die Gesetzmäßigkeiten dieser Welt und des Lebens in ihr; diese will ich versuchen, sichtbar zu machen. Ich meine nicht die Naturgesetze, die sind uns aus der Schule hinlänglich bekannt. Auch auf der seelischen und geistigen Ebene gibt es Gesetzmäßigkeiten, die aber, wie ich meine, nicht allgemein bekannt sind. Um diese Gesetzmäßigkeiten (nicht mit irdischen Gesetzen zu verwechseln) besser zu verstehen, ist mir meine jahrzehntelange Auseinandersetzung mit Astrologie, jene uralte, archetypische Weisheitslehre, die aus den Mythen aller Völker, Zeiten und Kulturen aus Erfahrungen hervorgegangen ist, zu einer großen Hilfe geworden. Sie wurde in früheren Zeiten zu Recht als die »Königin aller Wissenschaften« bezeichnet, wobei zu betonen ist, dass Astrologie vom Wesen her für mich keine Wissenschaft ist, sondern eine Weisheitslehre. Nicht mehr, aber auch nicht weniger.

Sie ist geeignet, jene Lehre der »Wissenschaft vom Zufall« als

Ausrede zu entlarven; als Ausrede dafür, die eigene Verantwortung für unser Leben eben an diesen »Zufall« abschieben zu können.

Nachdem die Kirche und ihre wissenschaftliche Theologie die christliche Lehre weitgehend entmythologisiert hat, tut sie sich heute schwer, die wahre Bedeutung der hohen Lehre zu vermitteln.

Der Mythos erzählt uns die Geschichte von der Wahrheit, transportiert in ganz banalen Bildern, die aber wahr sind, weil sie archetypisch sind. Sie entspringen tiefsten Schichten der menschlichen Seele. Diese Seele ist nach dem Ebenbild Gottes geschaffen und aus diesem Grunde wahr, was natürlich wissenschaftlich nicht zu beweisen ist, es aber auch nicht notwendig hat, »bewiesen« zu werden. In den Gestalten des Mythos kann sich der Mensch selbst erkennen. Der Mythos ist die Geschichte vom Logos, d. h. von den Gesetzmäßigkeiten dieser Welt und unseres Lebens in ihr. Wir sollten den Mythos nicht als banale Geschichte abtun – auch wenn die Geschichten banal klingen mögen – sondern ernst nehmen, weil er uns in einem wesentlichen Sinne von jenen für unser Leben bedeutenden inneren Gesetzmäßigkeiten erzählt, die in unserer Seele wirksam sind.

Ich will mit dem Mythos des Alten Testaments beginnen, um daran Wesentliches über die Zusammenhänge von Krankheit und Heilung darzustellen. Ich werde mich bewusst jeder Beeinflussung in Bezug auf das Thema Religion im Zusammenhang mit irgendeiner Konfession enthalten. Auch was das Gottesbild betrifft, fühle ich mich keiner Konfession verpflichtet.

Es wird sich zeigen, dass die zu unserem Kulturkreis gehörenden Mythen – das Alte und das Neue Testament – nicht im herkömmlichen und abwertenden Sinne von »nur Mythos« zu verstehen sind, sondern dass es sich dabei um – was ihre wesentlichen Aussagen betrifft – innerlich wahre Geschichten handelt. Dies können wir nur erkennen, wenn wir uns die Mühe machen, Mythos als das zu sehen, was er ist: Die Erzählung der Geschichte von der Wahrheit!

Die Ableitung der Astrologie aus dem Schöpfungsbericht der Bibel

Damit die hier dargestellten Zusammenhänge nicht gleich als meine persönlichen Hypothesen abgetan werden, will ich die Bedeutung und Wahrheit der Astrologie aus der Bibel ableiten. Möglich wird dies nur unter der Voraussetzung, dass die Bibel als das gesehen wird, was sie ist: ein wahrer, großer Mythos. Diese Ansicht wird so manchem, der an die Bibel deshalb glaubt, weil die darin dargestellten Berichte historisch beweisbar wären, nicht gefallen. Sie sind nicht beweisbar. Auch ich habe lange Zeit damit gerungen, die in mir auftretenden Zweifel durch angebliche »Beweise« der Bibelwissenschaft zu zerstreuen; leider sind sie dadurch eher mehr geworden. Der Beweis für die in der Bibel enthaltene Wahrheit liegt nicht im historischen Bereich, sondern in uns selber, wenn es uns gelingt, diese Lehren mythologisch zu verstehen und sie in unserem Leben durch unser bewusstes Einlassen auf sie, auf ihre Tragfähigkeit hin zu überprüfen.

»Am 4. Schöpfungstag sprach Gott: Lichter sollen am Himmelsgewölbe sein, um Tag und Nacht zu scheiden. Sie sollen Zeichen sein und zur Bestimmung von Festzeiten, von Tagen und Jahren dienen; sie sollen Lichter am Himmelsgewölbe sein, die über die Erde hin leuchten. So geschah es. Gott machte die beiden großen Lichter, das größere, das über den Tag herrscht, auch das kleinere, das über die Nacht herrscht, auch die Sterne. Gott setzte die Lichter an das Himmelsgewölbe, damit sie über die Erde hin leuchten, über Tag und Nacht herrschen und das Licht von der Finsternis scheiden. Gott sah, dass es gut war. Es wurde Abend, und es wurde Morgen: vierter Tag.« (Gen 1, 19)

Diese Lichter sollen also Zeichen sein und zur Bestimmung von Festzeiten, von Tagen und Jahren dienen.

Zeichen und Zeiten, darum geht es primär in der Astrologie. Die Astrologie ist die Lehre von den »Urprinzipien«, hier »Zeichen« genannt. Es sind die Tierkreiszeichen und die Zeiten, d. h. Zeit-*qualitäten,* die den zentralen Inhalt der Astrologie bilden.

Festzeiten sind feste Zeiten, die mit den Gestirnsständen zu tun haben und sich davon ableiten. Es sind auch die festen Zeiten bzw. Festzeiten in unserem Leben, die für uns von entscheidender Bedeutung sind.

Auch bei der Geburt Christi in Bethlehem war es ein Stern, der die Weisen aus dem Morgenland zur Krippe geführt hat. Es war eine Konjunktion, d. h. ein Zusammentreffen auf demselben Tierkreisgrad von Saturn und Jupiter, der diese Weisen, die Astrologen waren, gefolgt sind, weil solche Konjunktionen oft eine große Geburt ankündigen.

Wir können die Astrologie also aus der Bibel ableiten und sie als Geschenk des Schöpfers für die Orientierung des Menschen betrachten. Dieser Orientierung – »oriente lux«, d. h. aus dem Osten kommt das Licht, im Osten geht die Sonne auf – hat die in einem richtigen Sinn verstandene Astrologie durch alle Zeiten gedient. Und sie kann uns auch heute dienen, wenn es darum geht, die für unser Leben wesentliche Bestimmung bzw. Berufung zu finden, weil nur das Finden und Leben dieser Berufung uns das Leben als sinnvoll und erfüllt erfahren lässt.

Dass ein sinnvolles und erfülltes Leben mit unserem Gesund- oder Kranksein in Beziehung steht, dürfte nachvollziehbar sein, wobei ich in diesem Zusammenhang darauf hinweisen will, dass Krankheit aus meiner Sicht unter anderem dazu da ist, uns auf unseren Weg zurückzuführen, wenn wir ihn hin und wieder verlassen.

Da man ja, wie jeder Mensch weiß, der schon im Krankenhaus gelegen ist, sehr viel Zeit hat, wenn man krank danieder liegt und einem vieles durch den Kopf geht, ist es naheliegend, dass man in dieser Zeit viel liest, vielleicht zu Büchern greift, die man im Alltagsleben nicht unbedingt in die Hand nimmt. So habe auch ich versucht, im »Buch der Bücher«, der Bibel also, eine Antwort auf die mich quälenden Fragen zu finden.

Mir war die Erzählung vom Propheten Jona nicht unbekannt, aber dass sie jetzt eine für mich stimmige Bedeutung erlangen könnte, war nicht selbstverständlich. Es heißt ja, dass man immer zur rechten Zeit auf die passenden Bücher stößt oder bestimmte Menschen trifft. Für mich sollte die Auseinandersetzung mit dieser Geschichte aber doch mehr als eine zufällige Begegnung werden, da mir beim Lesen einiges klar wurde. Vor allem das Thema Berufung, das mich schon längere Zeit beschäftigte, wurde mir auf diese Art näher gebracht. Auch der Umstand, dass Jona ins Meer geworfen wurde und sich dieses daraufhin sofort beruhigte – dies natürlich in einem metaphorischen Sinne gemeint und nicht als Tatsachenbericht – ließ mich aufhorchen, gilt doch das Meer in der Astrologie als Symbol des Fischezeichens, welches inhaltlich viel mit Krankheit und Heilung sowie auch mit Schicksal zu tun hat.

Wurde auch ich in analoger Weise ins Meer der Krankheit geworfen, um mich auf meine individuelle Berufung zu besinnen? Diesen Gedanken stand der Zweifel entgegen, ob ich mich mit diesen Überlegungen vielleicht doch zu wichtig nehme würde? Doch solche Gedanken sind – wie ich heute überzeugt bin – kleinliche Gedanken, die einer falschen Bescheidenheit entspringen. Die Bibel gilt für jeden Menschen, nicht nur für die große Menschheit. Es sind ja, wie ich nicht müde werde zu betonen, archetypische Bilder und keine historischen Tatsachenberichte.

In diesem Sinne sind sie heilsam, nicht in einem ursächlichen Sinne, sondern in einem *analogen* Sinne.

Die Fähigkeit analog zu denken – d. h. in Entsprechungen – wird einem nicht automatisch in die Wiege gelegt; eher die Anlage dazu, die wir im Lauf der Zeit entwickeln können, wenn wir wollen. Ich habe früher auch eher zur kausalen Betrachtung unserer Welt geneigt, doch offensichtlich sind es unsere Leiden und

Krisen, die uns neue Perspektiven eröffnen können, wenn wir sie als solche sehen können. Die in diesem Buch geschilderten gesetzmäßigen Zusammenhänge in unserem Leben sind nur dann verständlich, wenn wir sie in einem *analogen* Sinne betrachten und nicht in einem *kausalen.*

Was bedeutet analoges Denken überhaupt? Kann man denn verschieden denken? Man kann!

»Analogie, Verhältnis von Gleichartigkeit oder Ähnlichkeit zwischen zwei oder mehreren Dingen. So wird z. B. oft die Analogie bzw. Ähnlichkeit zwischen dem menschlichen Herzen und einer mechanischen Pumpe hervorgehoben.«

[aus: EncarterEnzyklopedie]

Obwohl das organische menschliche Herz keine äußere Ähnlichkeit mit einer Pumpe aus Eisen hat, ist doch ein analoger Vergleich mit seiner Funktion naheliegend.

Ein anderes Beispiel wäre der Vergleich unseres »Lungenbaumes« mit seinen Verästelungen, Verzweigungen und Blättern mit einem Baum in der Natur. Wie in unserer Lunge der Austausch von Gasen mit der Außenwelt geschieht, so geschieht bei einem Baum analog etwas Ähnliches. Auch hier findet ein Austausch von Sauerstoff und Stickstoff statt.

Auch der Saft des Baumes lässt sich analog mit unserem Blut vergleichen, weil in beiden Fällen Nährstoffe transportiert werden.

Wir könnten diese Analogien noch länger fortsetzen, aber die wenigen Beispiele mögen an dieser Stelle genügen, das Wesen der Analogie aufzuzeigen.

Unser normales, gewohntes Denken ist kausal, d. h. ein Ursache-Wirkungs-Denken. Wir sind es gewohnt, dass einer Wirkung in der Gegenwart, eine Ursache in der Vergangenheit vorausgehen müsste. Zum Unterschied dazu geht es bei der Analogie aber um das *gleichzeitige* Vorhandensein von *sich entsprechenden,* ähnlichen Gegebenheiten.

Dieses Ursache-Wirkungs-Denken ist der Naturwissenschaft in hohem Maße eigen, wurde aber von genialen Vertretern der Wissenschaft in letzter Zeit radikal in Frage gestellt und in vielen Bereichen unseres Lebens als absurd entlarvt.

Wenn ich dieses Ursache-Wirkungs-Denken im Sinne von »*weil* > *darum*« (also im Sinne von einer Ursache in der Vergangenheit und darum einer Wirkung in der Gegenwart) verwende, indem ich sage: Weil ich in der Vergangenheit in Kontakt mit einem Grippevirus gekommen bin, darum habe ich jetzt Grippe, dann wird an diesem Beispiel sichtbar, dass an diesem Konzept noch etwas fehlt, nämlich die Finalität. Finalität meint, dass eine Absicht (der Seele) gegeben sein muss, um an diesem Grippevirus zu erkranken. Der Kontakt mit einem Grippevirus allein führt nicht automatisch zur Grippeerkrankung. Wenn nicht gleichzeitig in mir die unbewusste Bereitschaft besteht, daran zu erkranken, dann werde ich das auch nicht. Besser wäre zu sagen: Immer *wenn* mein Immunsystem geschwächt ist, *dann* stecke ich mich leicht mit der Grippe an. Hier haben wir den Bezug: »*immer wenn – dann*«.

Nicht als Ursache, sondern als *Gleichzeitigkeit* von schwachem Immunsystem und Kontakt mit dem Virus, gilt es das Geschehen zu betrachten.

Diese Gleichzeitigkeit ist aber eben nicht immer gegeben. Wie oft haben wir Kontakt mit einem Grippevirus, werden aber trotzdem nicht krank. Wenn unsere Seele zu diesem Zeitpunkt nicht die Absicht hat, uns eine Grippeerkrankung zu »organisieren«, dann wird auch unser Immunsystem zu diesem Zeitpunkt nicht geschwächt sein, sondern seine Abwehrfunktion erfüllen. Seele und Immunsystem hängen eben eng zusammen, und das Beispiel mit der Grippe können wir auf alles übertragen.

Wenn wir zu dieser Zeit nicht Empfangsstation für diese Erreger sind, werden wir auch nicht daran erkranken. Umgekehrt kann die Seele uns keine Grippe »organisieren« ohne Grippeerreger.

Ob es um die Begegnung mit einem Krankheitserreger oder mit einem Unfall oder sonst einem Ereignis geht, immer ist es unsere

Seele, unser Bewusstsein, das uns unbewusst in diese unangenehmen Situationen führt, um auf einem entsprechenden Gebiet,
Entwicklungsanstöße in die Wege zu leiten. Der Volksmund weiß
offensichtlich noch mehr von diesen Zusammenhängen wenn
wir sagen:»Dort habe ich mir eine Grippe geholt bzw. eingefan-
gen«. Kein Mensch wird sich bewusst und absichtlich eine Grippe
»holen« oder »einfangen«.

Man könnte nun weiterfragen: Warum ist mein Immunsystem
geschwächt? Weil ich Sorgen habe? Weil ich schlecht geschlafen
habe? – Weil, weil, weil. Wenn wir dies tun, dann landen wir bei
Adam und Eva; eben weil die beiden gesündigt haben.

Also: Zumindest zwei Umstände müssen gegeben sein: Sowohl der materielle Aspekt in Form eines Erregers als auch die
Absicht (der Seele), den materiellen Aspekt zu benützen, um ein
entsprechendes Ergebnis zu bewirken. Ein Umstand allein führt
nicht zur Erkrankung.

Es muss also gleichzeitig eine unbewusste Resonanz bzw. Bereitschaft in uns gegeben sein, um mit einem entsprechenden
Ereignis in der Außenwelt in Verbindung kommen zu können.

Die Analogie besteht in der *Gleichzeitigkeit* von innerer Resonanz zu einem sich inhaltlich entsprechenden äußeren Ereignis.

Immer wenn diese beiden Bedingungen *gleichzeitig* gegeben
sind, dann kann es zu einer entsprechenden Manifestation kommen. Diese Gesetzmäßigkeit gilt für alle Ereignisse, die uns im
außen begegnen können, wobei zu diesem Außen auch unser
Körper gehört. In dieser Gesetzmäßigkeit ist kein Raum für ir-
gendeinen »Zufall«.

Dieser Tatsache zum Trotz ist aber in unserer Gesellschaft von
einer Einsicht in diese Gesetzmäßigkeiten wenig zu bemerken;
es wird fast ausschließlich kausal und nicht analog gedacht und
dementsprechend gehandelt. Wir können dies auch an der so
genannten »Anlass-Gesetzgebung« beobachten. Fahren an irgendeinem Straßenstück auffallend viele Autofahrer an einen bestimmten Baum, so wird im Sinne des Ursache-Wirkungs-Den-

kens, des »Weil-Darum-Denkens« dieser Baum umgeschnitten und siehe da: Ab nun fährt niemand mehr an diesen Baum. Der Baum war also die »Ursache« dafür, dass so viele gegen ihn gefahren sind, weil er so ungünstig dagestanden ist. Der »Beweis« liegt sozusagen auf der Hand, obwohl die meisten Autofahrer an ihm ohne Probleme vorbeigefahren sind. Aber, wenn laut Statistik so viele gegen diesen Baum fahren, dann gehört er weggeschnitten.

Natürlich kann niemand gegen einen nicht mehr vorhandenen Baum fahren, aber es gibt viele »Bäume« gegen die man in einem übertragenen, in einem *analogen* Sinne fahren kann; seien es andere Bäume an anderen Stellen, seien es andere »Hindernisse«. Der Schluss, der dann als »Beweis« herangezogen wird, ist der, dass, wenn man Hindernisse aus dem Weg räumt, dann eben niemand sich an diesem Hindernis stoßen kann – das sagt doch schon der gesunde Hausverstand.

Diesem so genannten »gesunden Hausverstand« folgen viele funktionale Maßnahmen des Menschen, um Unliebsames zu verhindern. Wenn – wie ja bekannt ist – junge Frauen in Amerika in deren Familiengeschichte irgendwann ein Mitglied an Brustkrebs erkrankt ist, weil ein bestimmtes Gen daran »schuld« ist, sich ihre gesunden Brüste »vorbeugend« amputieren lassen mit der Begründung, dass eine nicht vorhandene Brust auch nicht an Krebs erkranken kann, dann haben wir hier eine perfekte Analogie zum »vorbeugenden« Wegschneiden eines angeblich Unfälle »verursachenden« Baumes.

Sie werden vielleicht einwenden, das ist doch banal und so dumm kann niemand sein, den Baum (im anderen Beispiel ein Gen) als alleinige Ursache zu betrachten, da fehlt doch noch etwas. Ja, es fehlt etwas sehr Wesentliches, nämlich die unbewusste Beteiligung des Menschen an solchen Ereignissen, seine unbewusste innere Bereitschaft – auch als *Resonanz* bezeichnet.

Diese eigene Beteiligung wird projiziert und auf neutrale Umstände in der Außenwelt übertragen. Das Projektionsphänomen ist so verbreitet, dass es uns gar nicht mehr auffällt, obwohl die Psychologie es schon lange lehrt.

Dieses Ursache-Wirkungs-Denken ist das Muster des naturwissenschaftlichen Denkens. Es wird – weil schon so oft angewendet – gar nicht mehr bewusst wahrgenommen, geschweige denn in Frage gestellt. Der Mensch will nicht schuldig werden und er vermeidet es, wo es nur geht. Die Tragik dabei ist, dass der Mensch mit jedem Handeln schuldig wird, weil wir mit unserem Bewusstsein in einer polaren Welt leben. Es gibt für jede Entscheidung zumindest zwei gegensätzliche Lösungsmöglichkeiten, und so bleiben wir, wenn wir uns für eine entscheiden, die andere Möglichkeit schuldig.

In dieser Situation ist der Mensch »seit« dem Sündenfall gefangen, und dieser Sündenfall geschieht auch heute tagtäglich. Dieser Zusammenhang ist zeitunabhängig, solange wir uns in der Polarität unseres Bewusstseins befinden. Dass Sachen, Gegenstände, Bäume, Straßenglätte und andere Umstände (die in einer Vielzahl um uns herum »stehen«) niemals schuldig sein können an so vielen Ereignissen, die uns geschehen, sollte eigentlich klar sein. Schuldig kann nur der Mensch werden, weil er allein von allen Lebewesen die Fähigkeit des freien Willens vom Schöpfer mitbekommen hat, weil allein der Mensch fähig ist zu unterscheiden, was ja mit dem Bild des Essens vom Baum der Erkenntnis zum Ausdruck gebracht werden will, weil Erkenntnis die Unterscheidungsfähigkeit voraussetzt.

Diese banalen Beispiele können wir jetzt auf verschiedene Situationen analog übertragen. Es muss kein Baum sein, es gibt viele so genannte »Bäume«, gegen die wir »fahren« können.

Wenn sich zeigt, dass viele verunfallte Autofahrer alkoholisiert waren, dann ist es naheliegend, die Alkoholgrenze zu senken, oder? Natürlich geschehen ab nun weniger Unfälle durch alkoholisierte Fahrer, aber ist denn niemandem aufgefallen, dass dann die von irgendwelchen Drogen oder Medikamenten beeinflussten Lenker mehr in der Unfallstatistik aufscheinen als zur Zeit, als sich die Aufmerksamkeit mehr auf die alkoholisierten Lenker richtete? Natürlich darf das kein Freibrief für Alkohol am Steuer sein, das wäre ein großes

Missverständnis. Der Alkohol kann aber nicht die alleinige »Ursache« sein, sondern es muss offensichtlich noch andere Kriterien geben, die mit zu einer ganzheitlichen Betrachtung solcher Ereignisse gehören.

Der Beispiele für eine kurzsichtige und einseitige Betrachtung gäbe es noch viele, ich will mit diesen Beispielen nur aufzeigen, dass unsere Wirklichkeit wesentlich komplexer ist, als sie allein mit dem kausalen Denkansatz gültig beschreiben zu können.

Aber, um uns dem Verständnis des Gesetzes der Analogie noch weiter zu nähern, will ich noch einen kleinen Ausschnitt aus dem Buch: »Das senkrechte Weltbild« von Nikolaus Klein und Rüdiger Dahlke zitieren, den Thorwald Dethlefsen in seinem Vorwort zu diesem Buch schreibt:

»Analogie beschreibt einen nichtkausalen Zusammenhang, einen Zusammenhang, der nicht dem linearen Wirkprinzip von Ursache und Wirkung folgt, sondern der eine »immerwenn-dann«-Beziehung formuliert, die man auch Synchronizität (C.G. Jung) nennen kann. Wissenschaftliches Denken ist linearkausal und bewegt sich dadurch nur innerhalb von definierten Ebenen oder Schichten der formalen Realität − deshalb sprechen wir hier vom waagrechten Denken.

Das senkrechte Denken der Analogie steht diesem Denken polar gegenüber − es ist für unsere Zeit ungewohnt, wir müssen es erst wieder neu verstehen und lernen.«

[Nikolaus Klein und Rüdiger Dahlke: »Das senkrechte Weltbild«, S. 11]

In dem Buch von Dr. Rüdiger Dahlke »Der Mensch und die Welt sind Eins« mit dem Untertitel »Analogien zwischen Mikrokosmos und Makrokosmos« sind zum Thema Analogie eine Fülle von Beispielen angeführt, die die Wirklichkeit dieser Gesetzmäßigkeit anschaulich vor Augen führen. Wenn man das Gesetz der Analogie erst einmal begriffen hat, dann tut sich eine neue Welt auf, die uns die Einheit von allem, was ist, in einem neuen Licht erscheinen lässt.

Es liegt an uns, welchem Denken wir uns zuwenden: Dem »Ursachendenken« oder dem »finalen Denken«, hinter dem eine Absicht (der Seele) und damit ein Sinn steht.

Dass eine so genannte »Ursache« immer in der Vergangenheit liegen muss, ist ebenfalls leicht zu widerlegen. Nehmen wir an, ich will mit dem Zug verreisen und die Abfahrtszeit von einem bestimmten Bahnhof wäre 18 Uhr. Wenn ich nun aus Erfahrung weiß, dass ich eine Stunde bis zum Bahnhof brauche, dann muss ich eine Stunde früher von zuhause wegfahren, also um 17 Uhr, wahrscheinlich noch früher, wenn ich mir vorher noch eine Fahrkarte besorgen muss. Die Ursache für mein Wegfahren um 17 Uhr liegt also in der Zukunft und nicht in der Vergangenheit, nämlich in der Abfahrt des Zuges um 18 Uhr.

Die Astrologie behauptet nicht: »weil« heute diese oder jene Gestirnskonstellationen bestehen, »darum« geschehen diese oder jene Dinge und die »Ursache« bestünde in diesen Konstellationen. Das ist ein weit verbreitetes Missverständnis, die Astrologie betreffend. Die an diesen Konstellationen beteiligten, aus Materie bestehenden Planeten sind völlig »unschuldig«, und können damit nie und nimmer als »Ursache« dienen.

Der »böse« Saturn tut uns gar nichts, aber die Konstellationen zeigen – wie analog ein Thermometer die Temperatur anzeigt, aber sie nicht verursacht – die *Qualität* der Zeit an, im Gegensatz zur *Quantität* der Zeit, die wir mit unseren Uhren messen. Diese *Qualität* der Zeit lässt sich nun gleichzeitig im irdischen Geschehen beobachten, wenn wir imstande sind, analog zu denken.

Und so gilt für die Astrologie: Immer, *wenn* am Himmel eine bestimmte Konstellation besteht, *dann* finden auf der Erde *analoge* Ereignisse statt, die nur eines gemeinsam haben: den gleichen Zeitpunkt und eine inhaltliche Entsprechung. Diese Entsprechung gleicht einem »Sieb«, das nur Ereignisse in die sichtbare Manifestation treten lässt, die der jeweiligen »Maschenweite des Siebes« (der Zeitqualität) entsprechen. Deshalb spricht man in der Astrologie auch von der Qualität der Zeit (Kairos) zum Unterschied von der Quantität (Menge) der Zeit (Chronos), die wir mit unseren Chronometern, sprich unseren Uhren, messen.

Zeitqualität ist eben etwas anderes als Zeitquantität! Die Ereignisse auf unserer Erde haben eine analoge Entsprechung zur gerade im Kosmos herrschenden Zeitqualität, die von den entsprechenden Planetenkonstellationen lediglich angezeigt wird, wobei diese die Ereignisse aber nicht verursacht. Immer wenn – dann!

»Wie oben, so unten, wie unten, so oben! Wie innen, so außen, wie außen, so innen!« lauten die entsprechenden Sätze.

In christlicher Formulierung heißt es: »Wie im Himmel, also auch auf Erden«. Der Psychologe C. G. Jung hat für diesen Zusammenhang den Begriff der »Synchronizität« geprägt, der besagen will, dass alles in diesem Kosmos *inhaltlich* synchron abläuft, also gleichzeitig geschieht, wenn sich Ereignisse innerlich, d. h. ihrem Inhalt nach analog entsprechen.

Das ist der geniale Symmetriesatz der Astrologie, weil sie Kenntnis hat von der Qualität der Zeit auf symbolischer Ebene.

Alles, was auf dieser Welt sichtbar im außen geschieht, ist symbolischer Ausdruck eines entsprechenden Inhaltes. Symbol kommt von »symballein«, was im Griechischen zusammenwerfen bedeutet, was besagt, dass zwischen Symbol und Inhalt eine Entsprechung gegeben ist.

Die ganze sichtbare Welt ist symbolischer, formaler Ausdruck entsprechender analoger Inhalte.

Astrologie ist somit ein Messinstrument der Wirklichkeit, die hinter aller sichtbaren Realität wirkt.

Krankheit und Heilung im Alten Testament

Das Buch Jona 1, 1-4

Die Berufung Jonas
Das Wort des Herrn erging an Jona, den Sohn Amittais: Mach dich auf den Weg, und geh nach Ninive, in die große Stadt, und droh ihr (das Strafgericht) an! Denn die Kunde von ihrer Schlechtigkeit ist bis zu mir heraufgedrungen.

Jonas Flucht
Jona machte sich auf den Weg; doch er wollte nach Tarschisch fliehen, weit weg vom Herrn. Er ging also nach Jafo hinab und fand dort ein Schiff, das nach Tarschisch fuhr. Er bezahlte das Fahrgeld und ging an Bord, um nach Tarschisch mitzufahren, weit weg vom Herrn.

Aber der Herr ließ auf dem Meer einen heftigen Wind losbrechen; es entstand ein gewaltiger Seesturm, und das Schiff drohte auseinanderzubrechen. Die Seeleute bekamen Angst, und jeder schrie zu seinem Gott um Hilfe. Sie warfen sogar die Ladung ins Meer, damit das Schiff leichter wurde.

Jona war in den untersten Raum des Schiffes hinabgestiegen, hatte sich hingelegt und schlief fest. Der Kapitän ging zu ihm und sagte: Wie kannst du schlafen? Steh auf, ruf deinen Gott an; vielleicht denkt dieser Gott an uns, so dass wir nicht untergehen.

Dann sagten sie zueinander: Kommt, wir wollen das Los werfen, um zu erfahren, wer an diesem unserem Unheil schuld ist. Sie warfen das Los, und es fiel auf Jona. Da fragten sie ihn: Sag uns, was treibst du für ein Gewerbe, und woher kommst du, aus welchem Land und aus welchem Volk? Er antwortete ihnen: Ich bin ein Hebräer und verehre Jahwe, den Gott des Himmels, der das Meer und das Festland gemacht hat. Da bekamen die Männer große Angst und sagten zu ihm: Warum hast du das getan? Denn sie erfuhren, dass er vor Jahwe auf der Flucht war; er hatte es ihnen erzählt. Und sie sagten zu ihm: Was sollen wir mit dir machen, damit das Meer sich beruhigt und uns verschont? Denn das Meer wurde immer stürmischer. Jona antwortete ihnen: Nehmt mich und werft mich ins Meer, damit das Meer sich beruhigt und euch verschont.

Denn ich weiß, dass dieser gewaltige Sturm durch meine Schuld über euch gekommen ist. Die Männer aber ruderten mit aller Kraft, um wieder an Land zu kommen; doch sie richteten nichts aus, denn das Meer stürmte immer heftiger gegen sie an. Da riefen sie zu Jahwe: Ach Herr, lass uns nicht untergehen wegen dieses Mannes, und rechne uns, was wir jetzt tun, nicht als Vergehen an unschuldigem Blut an. Denn wie du wolltest, Herr, so hast du gehandelt. Dann nahmen sie Jona und warfen ihn ins Meer, und das Meer hörte auf zu toben. Da ergriff die Männer große Furcht vor Jahwe, und sie schlachteten für Jahwe ein Opfer und machten ihm viele Gelübde.

Die Rettung des Propheten
Der Herr aber schickte einen großen Fisch, der Jona verschlang. Jona war drei Tage und drei Nächte im Bauch des Fisches, und er betete im Bauch des Fisches zum Herrn, seinem Gott: In meiner Not rief ich zum Herrn, / und er erhörte mich.

Aus der Tiefe der Unterwelt schrie ich um Hilfe, / und du hörtest mein Rufen. Du hast mich in die Tiefe geworfen, / in das Herz der Meere; mich umschlossen die Fluten, / all deine Wellen und Wogen schlugen über mir zusammen.

Ich dachte: Ich bin aus deiner Nähe verstoßen. / Wie kann ich deinen heiligen Tempel wieder erblicken? Das Wasser reichte mir bis an die Kehle, / die Urflut umschloß mich; / Schilfgras umschlang meinen Kopf. Bis zu den Wurzeln der Berge, / tief in die Erde kam ich hinab; / ihre Riegel schlossen mich ein für immer.

Doch du holtest mich lebendig aus dem Grab herauf, / Herr, mein Gott. Als mir der Atem schwand, dachte ich an den Herrn, / und mein Gebet drang zu dir, / zu deinem heiligen Tempel.

Wer nichtige Götzen verehrt, / der handelt treulos. Ich aber will dir opfern / und laut dein Lob verkünden. Was ich gelobt habe, will ich erfüllen. / Vom Herrn kommt die Rettung. Da befahl der Herr dem Fisch, Jona ans Land zu speien.

Jona in Ninive
Das Wort des Herrn erging zum zweitenmal an Jona: Mach dich auf den Weg, und geh nach Ninive, in die große Stadt, und droh ihr all das an, was ich dir sagen werde. Jona machte sich auf den Weg und ging nach Ninive, wie der Herr es ihm befohlen hatte. Ninive war eine große Stadt vor Gott; man brauchte drei Tage, um sie zu durchqueren. Jona begann, in die Stadt hineinzugehen; er ging einen Tag lang und rief: Noch vierzig Tage, und Ninive ist zerstört!

Und die Leute von Ninive glaubten Gott. Sie riefen ein Fasten aus, und alle, groß und klein, zogen Bußgewänder an. Als die Nachricht davon den König von Ninive erreichte, stand er von seinem Thron auf, legte seinen Königsmantel ab, hüllte sich in ein Bußgewand und setzte sich in die Asche. Er ließ in Ninive ausrufen: Befehl des Königs und seiner Großen: Alle Menschen und Tiere, Rinder, Schafe und Ziegen, sollen nichts essen, nicht weiden und kein Wasser trinken. Sie sollen sich in Bußgewänder hüllen, Menschen und Tiere. Sie sollen laut zu Gott rufen, und jeder soll umkehren und sich von seinen bösen Taten abwenden und von dem Unrecht, das an seinen Händen klebt.

Wer weiß, vielleicht reut es Gott wieder, und er lässt ab von seinem glühenden Zorn, so dass wir nicht zugrunde gehen. Und Gott sah ihr Verhalten; er sah, dass sie umkehrten und sich von ihren bösen Taten abwandten. Da reute Gott das Unheil, das er ihnen angedroht hatte, und er führte die Drohung nicht aus.

Die Belehrung des Propheten
Das mißfiel Jona ganz und gar, und er wurde zornig. Er betete zum Herrn und sagte: Ach Herr, habe ich das nicht schon gesagt, als ich noch daheim war? Eben darum wollte ich ja nach

Tarschisch fliehen; denn ich wusste, dass du ein gnädiger und barmherziger Gott bist, langmütig und reich an Huld und dass deine Drohungen dich reuen. Darum nimm mir jetzt lieber das Leben, Herr! Denn es ist für mich besser zu sterben als zu leben. Da erwiderte der Herr: Ist es recht von dir, zornig zu sein?

Da verließ Jona die Stadt und setzte sich östlich vor der Stadt nieder. Er machte sich dort ein Laubdach und setzte sich in seinen Schatten, um abzuwarten, was mit der Stadt geschah. Da ließ Gott, der Herr, einen Rizinusstrauch über Jona emporwachsen, der seinem Kopf Schatten geben und seinen Ärger vertreiben sollte. Jona freute sich sehr über den Rizinusstrauch. Als aber am nächsten Tag die Morgenröte heraufzog, schickte Gott einen Wurm, der den Rizinusstrauch annagte, so dass er verdorrte. Und als die Sonne aufging, schickte Gott einen heißen Ostwind. Die Sonne stach Jona auf den Kopf, so dass er fast ohnmächtig wurde. Da wünschte er sich den Tod und sagte: Es ist besser für mich zu sterben als zu leben.

Gott aber fragte Jona: Ist es recht von dir, wegen des Rizinusstrauches zornig zu sein?

Er antwortete: Ja, es ist recht, dass ich zornig bin und mir den Tod wünsche. Darauf sagte der Herr: Dir ist es leid um den Rizinusstrauch, für den du nicht gearbeitet und den du nicht großgezogen hast. Über Nacht war er da, über Nacht ist er eingegangen. Mir aber sollte es nicht leid sein um Ninive, die große Stadt, in der mehr als hundertzwanzigtausend Menschen leben, die nicht einmal rechts und links unterscheiden können – und außerdem so viel Vieh?«

Die Deutung

Wenn wir nun diese Bilder – und es sind mythologische Bilder – zu deuten versuchen, weil sie nur dann Bedeutung für uns erlangen können, dann werden wir diese Bedeutung nicht finden, wenn wir diese biblischen Geschichten historisch auffassen.

Der Mythos schildert archetypische Zusammenhänge, nicht historische. Nun, was ist archetypisch?

»Archetyp ist ein Begriff, der sich von Arche (griechisch: Anfang) Urgrund, Prinzip, Urform, latente Urkraft ableitet. Archetyp, griechisch »archetypon«, meint: »das zuerst Geprägte«, Urbild, Muster, bei C. G. Jung sind die Archetypen vorerst unanschauliche Dispositionen, die unter bestimmten Konstellationen in archetypischen Bildern und Abläufen bzw. Symbolen wahrnehmbar werden. Sie treten in den Träumen, Visionen, Phantasien des Menschen auf und haben in Mythen und religiösen Vorstellungen, in Sagen, Märchen und Kunstwerken aller Kulturen und Zeiten ihren Ausdruck gefunden.«
[Philosophisches Wörterbuch]

Wenn wir diese mythologische Erzählung betrachten, so geht es darum, dass Gott dem Jona einen Auftrag erteilt, d. h. ihm seine Berufung mitgeteilt hat. Er soll nach Ninive, in die große Stadt gehen und den Menschen das Strafgericht androhen, weil sie vom Wege abgekommen sind. Wenn wir von unserem Weg abkommen, dann rufen wir das Schicksal auf den Plan, d. h. das, was uns zum Heil (salus) unserer Seele geschickt wird.

Schicksal ist keine blinde und zufällig über uns hereinbrechende Macht, sondern hat mit unserer inneren Gestimmtheit zu tun, die uns auf der Grundlage von Resonanz mit entsprechenden Ereignissen in der Außenwelt verbindet. Diese Resonanzlage hängt eng damit zusammen, ob wir unsere inneren Anlagen, Fähigkeiten und Talente entsprechend leben und dadurch unsere Berufung erfüllen, oder ob wir wie der Prophet Jona im Gleichnis fliehen und uns damit unserem Auftrag entziehen.

Wenn wir uns weigern, neu geboren zu werden, dann rufen wir das Schicksal auf den Plan.

Wenn wir der Meinung sind, Berufung und Beruf wäre dasselbe, dann könnte es sein, dass wir im Irrtum sind. Unser Ich, unser Ego, unsere Persönlichkeit sucht sich oft einen Beruf, in dem man viel Geld verdient, in dem man Karriere machen kann, also im herkömmlichen Sinn erfolgreich wird.

Berufung meint aber etwas anderes; die Berufung betrifft unsere Seele, von der zwar viel geredet wird, die aber oft mit dem Ego, also mit unserer Persönlichkeit, mit unserer Psyche verwechselt wird. Diese Seele ist jene zentrale, immaterielle Instanz in uns, die unser Leben aus einer höheren Warte lenkt und führt und will, dass wir uns ihren Absichten und Zielen für dieses Leben unterstellen; dass wir unsere Persönlichkeit in ihren Dienst zu stellen bereit sind. Und warum? Um DIE bzw. DER zu werden, DIE bzw. DER wir von allem Anfang an sind – wie wir also angelegt sind.

Aus einem Apfelkern kann nur ein Apfelbaum werden und kein Birnbaum, aus einem Distelsamen kann nur eine Distel und keine Rose werden usw..

Die Seele braucht, um in der materiellen Welt wirksam werden zu können, unsere Persönlichkeit. Sie selbst hat weder Hände noch Füße, und deshalb haben wir einen Körper angenommen, der diese Aufgabe übernehmen kann und soll.

Um uns in diesem Sinne zu führen und zu lenken, bedient sich die Seele äußerer Umstände, in die wir uns unbewusst begeben, die wir aber fälschlich als »Ursachen« bezeichnen.

Wenn wir uns weigern, unserem Weg zu folgen, werden wir eines Tages vom Schicksal unsanft aufgefordert, unsere Lebensrichtung zu korrigieren. Das können unliebsame Ereignisse sein, die wir dann »Zufall« nennen, das können auch Krankheiten sein, die uns auffordern wollen, uns wieder auf unseren eigenen Weg zu begeben.

Jona wurde ins Meer geworfen, weil er vor seiner Berufung floh. Oft ist es das Meer der Krankheit. Das Meer steht symbolisch für das Tierkreiszeichen Fische. Fische ist Symbol sowohl für Krankheit als auch für Heil und Rettung. Wir haben das Verständnis für Symbole weitgehend verloren und verwechseln sie mit Zeichen. Wir sagen oft: »nur symbolisch«, und bekunden damit unsere Unkenntnis über die Bedeutung der Symbole. Symbol kommt vom griechischen »symballein« = »zusammenwerfen«. Im alten Griechenland war es üblich, wenn ein Gast verabschiedet wurde, ihm die Hälfte eines Ringes als Gastgeschenk mitzugeben. Wenn sie sich wieder trafen, konnten sie an diesen Teilen erkennen, dass sie zusammengehören als Teile einer Ganzheit.

Ein Symbol verkörpert einen dahinterliegenden ihm analog entsprechenden Inhalt. Es ist das Gesetz von Inhalt und Form.

Die Form bildet einen unsichtbaren Inhalt (der immer seelisch-geistiger Natur ist) ab. Inhalt und Form bedingen einander. So gibt es demnach keine leeren Formen. »Alles Sichtbare ist nur ein Gleichnis«, sagt Goethe; Gleichnis für einen entsprechenden Inhalt.

Es gibt in der sichtbaren Welt nichts, das nicht Ausdruck eines unsichtbaren Inhaltes wäre, der immer geistiger Natur ist. Das Symbol verbindet das Irdische mit dem Geistigen; es gibt keinen anderen Zugang zur geistigen Welt als den über das Symbol. Deshalb sind bei Ritualen die Symbole unentbehrlich.

Das Wesentliche ist die analoge Entsprechung von Inhalt und Form. Die Astrologie ist demnach eine Entsprechungslehre zwischen Inhalt und Form, zwischen dem Oben und dem Unten, zwischen dem Unten und dem Oben, zwischen Himmel und Erde. »Wie im Himmel, also auch auf Erden.« heißt es im »Vater Unser«Gebet.

Jedes Krankheitssymptom ist der symbolische, sichtbare Ausdruck eines unsichtbaren Inhaltes, in diesem Falle, eines in unserem Bewusstsein fehlenden, d. h. uns unbewussten Inhaltes, der sich eine sichtbare Form sucht (was wir dann Krankheit nennen), um uns auf das Fehlende aufmerksam zu machen, damit wir es deuten können. Wenn wir, wie es in der Schulmedizin vorwiegend geschieht, das Symptom nur bekämpfen und wegschneiden, dann können wir nicht an die Bedeutung eines Symptoms herankommen und es dadurch auch nicht wirklich heilen.

Was die Medizin Heilung nennt, ist oft eine mehr oder weniger gut gelungene Reparatur, die wir dankbar annehmen. Aber es sollte nur vorübergehend sein, als Nachdenkpause dienen, um an die wahre Bedeutung des Symptoms herankommen zu können.

Dieses Suchen nach der Bedeutung meiner Krankheiten und

unliebsamen Ereignisse ist mir zu einer Selbstverständlichkeit geworden. So sinnlos kann diese Schöpfung nicht sein, dass in ihr »zufällig« Krankheiten entstehen, die uns irgendwann »zufällig« überfallen, nur zu dem einen Zweck, uns das Leben schwer zu machen.

Durch die Begründung des naturwissenschaftlichen Zufallsbegriffes wird nur deutlich, dass diese Wissenschaft mangels anderer Alternativen gezwungen ist, den »Zufall« zu erfinden, um irgendeine »Ursache« für die sonst unbegreiflichen Zusammenhänge in unserem Leben zu haben. Dieser Zufallsbegriff erklärt überhaupt nichts; er ist nur Ausdruck eines ohnmächtigen Abschiebens an eine nebulöse Instanz, die niemand sehen kann, die niemand messen kann, aber die uns wenigstens erlaubt, die Verantwortung für unser Leben an irgendetwas abzuschieben, und sei es nur ein unbeweisbarer »Zufall«.

Mir hat dieser Glaube der Wissenschaft an den Zufall immer Angst gemacht, denn, wenn ich schon leide, dann möchte ich wenigstens einen Sinn in jenem Geschehen erkennen können, in dem ich mich ernst genommen fühlen kann und ich mir nicht als eine austauschbare Nummer vorkommen muss, die sich der »Zufall« von Zeit zu Zeit als Opfer aussucht.

Man kann über den Zufall gar nicht reden, ohne ihn als irgendeine »Instanz« zu sehen. Wir sagen daher ja auch »*der* Zufall«; damit sprechen wir also irgendetwas an, auch wenn es dieses Etwas gar nicht gibt.

Letztlich ist dieser Zufallsbegriff der Wissenschaft nichts anderes als ein notwendiges Übel eines Denksystems, dem es an einer entsprechenden Philosophie mangelt.

Natürlich bleibt bei einer solchen Weltanschauung wie sie die Wissenschaft vertritt, nur der Kampf gegen alles Unangenehme in dieser Welt übrig, sei es Krankheit, sei es sonst irgendein Leid.

Doch die Geschichte könnte uns doch zeigen, was dieser Kampf gebracht hat. Sie werden vielleicht sagen, diese oder jene Seuchen und Krankheiten wurden erfolgreich ausgerottet, aber wenn man genau hinsieht, dann sind diese Plagen bloß durch andere ersetzt worden.

Sehen wir uns das Wort Krankheit im Hebräischen an. Im hebräischen Alphabet hat jeder Buchstabe einen fix zugeordneten Zahlenwert. Das Wort Krankheit hat den Zahlenwert 38 Die Zahl 39 aber steht für Heil und Rettung. Wir begegnen den Zahlen 38 und 39 im Neuen Testament im Johannesevangelium 5, 1-18 bei der Heilung eines Gelähmten durch Jesus. Daran können wir entdecken, dass sich die Bilder in ihrer archetypischen Bedeutung gleichen.

Wenn wir die Zahl 38 theosophisch addieren und reduzieren, so ergibt $3 + 8 = 11$, $1 + 1 = 2$, das ist die Zahl der Polarität, die Welt der Zweiheit, des Zweifels, der Verzweiflung, der Zwietracht, der Gegensätze, usw..

Die Zahl $39 = 3 + 9 = 12$, $1 + 2 = 3$, das ist die heilige Drei, die Dreieinige-Gottheit, die Dreieinigkeit, von der alles Heil ausgeht und von der alle Religionen wissen.

Zahlen sind eben nicht nur Ziffern, mit denen man rechnen kann, sondern sie sind Wesenheiten, die der Mensch nicht erfunden, sondern gefunden hat. Daher sprechen wir ja von Erzählungen; da steckt das Wort »Zahl« drinnen, d. h. Erzählungen können für uns eine tiefe, weit über die erzählten äußeren Umstände hinausreichende Bedeutung haben.

Nachdem der Prophet Jona ins Meer geworfen worden war, beruhigte sich das Meer. Auch der Umstand, dass er von einem Walfisch verschlungen wurde, hat Bedeutung. Seine Berufung wurde sozusagen aufbewahrt im Bauch des Fisches. Wir sind wieder beim Symbol des Fisches, das astrologisch für Krankheit wie für Heil und Rettung steht, wie auch für Meisterschaft und Schicksal.

Jona bekam von Gott eine zweite Chance, seinen Auftrag auszuführen, und wie wir der Geschichte entnehmen können, hat er diese Chance auch wahrgenommen, nachdem ihn der Walfisch an Land gespien hatte.

Auch das Neue Testament weiß um diese Zusammenhänge: In Matthäus 12, 38-42 heißt es:»Zu dieser Zeit sagten einige Schriftgelehrte und Pharisäer zu ihm: Meister, wir möchten von dir ein Zeichen sehen. Er antwortete ihnen:»Diese böse und treulose Generation fordert ein Zeichen, aber es wird ihr kein anderes gegeben werden, als das Zeichen des Propheten Jona. Denn wie Jona drei Tage und drei Nächte im Bauch des Fisches war, so wird auch der Menschensohn drei Tage und drei Nächte im Innern der Erde sein. Die Männer von Ninive werden beim Gericht gegen diese Generation auftreten und sie verurteilen; denn sie haben sich nach der Predigt des Jona bekehrt. Hier aber ist einer, der mehr ist als Jona. Die Königin des Südens wird beim Gericht gegen diese Generation auftreten und sie verurteilen; denn sie kam vom Ende der Erde, um die Weisheit Salomos zu hören. Hier aber ist einer, der mehr ist als Salomo.«

In Lukas 11, 29-32 lesen wir:»Als immer mehr Menschen zu ihm kamen, sagte er:»Diese Generation ist böse. Sie fordert ein Zeichen; aber es wird ihr kein anderes gegeben werden als das Zeichen des Jona. Denn wie Jona für die Einwohner von Ninive ein Zeichen war, so wird es auch der Menschensohn für diese Generation sein. Die Königin des Südens wird beim Gericht gegen die Männer dieser Generation auftreten und sie verurteilen; denn sie kam vom Ende der Erde, um die Weisheit Salomos zu hören. Hier aber ist einer, der mehr ist als Salomo. Die Männer von Ninive werden beim Gericht gegen diese Generation auftreten und sie verurteilen; denn sie haben sich nach der Predigt des Jona bekehrt: Hier aber ist einer, der mehr ist als Jona.«

Jona ging also letztlich doch nach Ninive und sein Wort hatte Wirkung. Die Leute bekehrten sich, d. h. sie kehrten um, sie änderten ihre bisherige Lebensausrichtung, sodass das Strafgericht Gottes überflüssig wurde, worüber sich Jona bei Gott beschwerte. Aber Gott klärt ihn auf, dass er nach anderen Kriterien urteilt als wir Menschen. Es geht nicht um Rache, es geht um Wiedergutmachung! Es geht auch nicht um Ursachenforschung, sondern darum, unseren Auftrag zu erfüllen!

Wir suchen nach »Ursachen« und glauben, wenn wir ein »Ursache« gefunden haben, dann würden sich unsere Probleme lösen. Wenn wir nach Ursachen suchen, müssen wir konsequenterweise auch nach der Ursache der Ursache der Ursache fragen, und so landen wir schließlich beim Urknall.

Wenn wir schon eine Ursache haben wollen, nun hier haben wir eine: Das Essen vom Baum der Erkenntnis brachte den Menschen die Fähigkeit der Unterscheidung zwischen zwei gegensätzlichen Polen, die wiederum Voraussetzung für jede Erkenntnis ist. Unsere Probleme beginnen mit unserer subjektiven Wertung. Wir maßen uns an, die Welt, die eine Ganzheit ist, in »Gut« und »Böse« einzuteilen und übersehen dabei unsere lediglich subjektive Beurteilung eines objektiven Sachverhaltes.

Nur sollten wir diesen Schritt des Menschen in die Polarität, in die Zweiheit – symbolisiert durch Adam und Eva – nicht im kirchenchristlichen Sinne missverstehen. Dieser Schritt war notwendig für den Menschen und ist nicht durch einen falschen Sündenbegriff erklärbar. Die Schlange hat nicht gelogen; der Mensch wurde ja ein Erkennender; sie hat nur die Konsequenzen verschwiegen, die dieser Schritt nach sich ziehen wird. Es heißt ja von ihr, dass sie listiger sei als alle anderen Tiere.

Der Mensch im Paradies – ein Symbol für die Einheit – hat nicht in einem Schlaraffenland gelebt. Er hat den Acker, der auch im Paradies schon Dornen und Disteln trug, bebaut, nur mit dem wesentlichen Unterschied: Er hat nicht gewertet in »Gut« und »Böse«. Auch Tiere werten nicht in diesem Sinne. Der Mensch im Paradies hat gelebt und ist gestorben, nur, es war ihm nicht in dem Sinne bewusst wie uns, dass der Tod auf ihn wartet. Für den paradiesischen Menschen waren Leben und Tod ein natürlicher Rhythmus. Das ist eben die Kehrseite von Erkenntnis, dass wir jetzt beide Seiten der einen Medaille getrennt sehen. Es geht um diesen – scheinbar kleinen – aber wesentlichen Unterschied! Wir haben mit dem Sündenfall den Unterschied erkennen gelernt, obwohl auch »damals« alles eine zweite Seite hatte – weil Schöpfung auf der Zahl Zwei beruht, aber für den paradiesischen Menschen waren diese zwei Seiten noch eine ungetrennte Einheit, deren zwei Seiten sich gegenseitig bedingen. So, wie es auch heute noch ist, nur dass wir mit unserem polaren Bewusstsein, das wir durch das Essen vom Baum der Erkenntnis erworben haben, diese beiden Seiten unterscheiden können, sie getrennt sehen, obwohl sie immer Eins waren und sind.

Wenn wir, wie es ja täglich geschieht, zu werten beginnen, welche dieser zwei Seiten nun die bessere wäre, dann sind wir in »des Teufels Küche«, in der Welt von »Gut« und »Böse«, in der es nur mehr ein »Entweder – Oder« gibt! Der so genannte »Teufel« ist ja die Zwei, die Polarität, die Spaltung der Einheit in unserem Bewusstsein in ihre beiden Pole und die darauf folgende Bewertung in »Gut« und »Böse«.

Die Lösung aber liegt im »Sowohl – Als auch«; nur das erfordert diesen mühsamen Weg durch die Polarität, der aber allein wieder zurück ins Paradies, d. h. in die Einheit führt; bereichert mit einem wesentlich größeren Bewusstsein und der Erkenntnis, dass alle scheinbaren Gegensätze dieser polaren Welt letztlich Eins sind und immer Eins waren, und dass es darum geht, beide Pole zu integrieren, d. h. lieben zu lernen. Das ist dieser schwierige und mühsame Gang durch die Gegensätze dieser Welt mit dem Ziel ihrer Vereinigung in unserem Bewusstsein. Im Sündenfall wurden sie getrennt, nur um wieder EINS zu werden, damit wir uns dereinst mit beiden Seiten der Medaille identifizieren können.

Dass dieses »große Werk«, – wie es in der Tradition genannt wird – , nicht in einem mehr oder weniger lang dauernden Leben zu verwirklichen ist, dürfte einsichtig sein. Hier tritt für mich der Reinkarnationsgedanke auf, zu dem es eigentlich keine sinnvolle Alternative gibt.

Diese Gegensatzvereinigung im Bewusstsein ist die Bestimmung des Menschen. Aus diesem Grund inkarnieren wir in diese Welt und das nennen wir Entwicklung, nachdem wir uns im Sündenfall verwickelt haben. Dies geschah um der Erkenntnis willen und ist nicht als Unglück oder Bosheit der ersten Menschen zu betrachten.

Dieses polare Bewusstsein, das wir durch den Sündenfall erworben haben, ist auch das Unterpfand der Freiheit und Würde des Menschen. Sonst wären wir wie die Tiere, denn hierin besteht der scheinbar kleine, aber essenzielle Unterschied zum Menschen, wenn wir nicht – wie es die Wissenschaft häufig tut – nur die Anzahl der Gene zum Vergleich heranziehen. Wir haben einen Tierkörper und da besteht kein großer Unterschied zwischen Tier und Mensch.

Auch Tiere leiden, aber sie fragen nicht warum und wozu; das ist dem Menschen vorbehalten. Der wesentliche Unterschied zwischen Tier und Mensch besteht in diesem Erkennen, in der Fähigkeit, sich selbst beobachten zu können, nach dem Sinn unserer Existenz fragen und uns nach freiem Willen entscheiden zu können. Die Fähigkeit, zwischen Erkennendem und Erkanntem unterscheiden zu können, ist dem Menschen vorbehalten; ebenso die menschliche Sprache und die Fähigkeit zur Kunst.

Alles Wesentliche steht in der Bibel geschrieben, wir müssen es nur richtig lesen und deuten.

»Dann sprach Gott: Lasst uns Menschen machen als unser Abbild, uns ähnlich. Sie sollen herrschen über die Fische des Meeres, über die Vögel des Himmels, über das Vieh, über die ganze Erde und über alle Kriechtiere auf dem Land. Gott schuf also den Menschen als sein Abbild; als Abbild Gottes schuf er ihn. Als Mann und Frau schuf er sie. Gott segnete sie, und Gott sprach zu ihnen: Seid fruchtbar, und vermehrt euch, und herrscht über die Fische des Meeres, über die Vögel des Himmels und über alle Tiere, die sich auf dem Land regen. Dann sprach Gott: Hiermit übergebe ich euch alle Pflanzen auf der ganzen Erde, die Samen tragen, und alle Bäume mit samenhaltigen Früchten. Euch sollen sie zur

Nahrung dienen. Allen Tieren des Feldes, allen Vögeln des Himmels und allem, was sich auf der Erde regt, was Lebensatem in sich hat, gebe ich alle grünen Pflanzen zur Nahrung. So geschah es: Es war sehr gut. Es wurde Abend, und es wurde Morgen: der sechste Tag.

So wurden Himmel und Erde vollendet und ihr ganzes Gefüge. Am siebten Tag vollendete Gott das Werk, das er geschaffen hatte, und er ruhte am siebten Tag, nachdem er sein ganzes Werk vollbracht hatte. Und Gott segnete den siebten Tag und erklärte in für heilig; denn an ihm ruhte Gott, nachdem er das ganze Werk der Schöpfung vollendet hatte.« (Gen 1, 26)

In diesem siebten Tag leben wir heute, es ist der Tag des Menschen. Jetzt ist der Mensch daran zu arbeiten, nachdem Gott ruht. Es ist die Aufgabe des Menschen, diese polare, auf der Zweiheit beruhende Schöpfung zurückzuführen in die Einheit, d. h. zu Gott, der sich im Spiegel seiner Schöpfung selbst erkennen kann.

Der Mensch ist berufen, diese scheinbaren Gegensätze dieser Welt, die nur in seinem Bewusstsein nach dem Sündenfall bestehen, wieder Schritt für Schritt zu vereinen, was die esoterische Lehre die »Gegensatzvereinigung« nennt, und was für den Menschen die Erleuchtung bedeutet.

Diese Gegensatzvereinigung im Großen, kann nur im Kleinen – Schritt für Schritt – erfolgen, und jeder Mensch ist berufen, seine individuellen Gegensätze in seinem Bewusstsein nach und nach zu vereinen.

So ist Berufung im Grunde für jeden Menschen dasselbe, nur individuell für jeden, was seine eigene Berufung betrifft, verschieden und nicht delegierbar. Niemand kann uns unsere ureigene Berufung abnehmen, aber wir können uns gegenseitig dabei helfen, sie zu finden und zu verwirklichen, d. h. zu leben. Berufung muss nichts »Großes« sein, sie muss nur unser eigenes Angelegtsein zum Ausdruck bringen, dann ist sie etwas Großes.

Dieses Finden unserer Berufung ist nicht einfach, das Gefundene zu verwirklichen noch schwieriger, aber unverzichtbar. Somit sollte an diesen biblischen Gleichnissen die große Bedeutung von Berufung erkennbar werden; dass dies alles mit Krankheit und Heilung eng zusammenhängt, kann unschwer aus den Bildern abgeleitet werden.

Diese und andere Gedanken sind mir im Krankenhaus durch den Kopf gegangen. Vielleicht genügt es vorerst, dass wir gewillt und bereit sind, uns in diese Gesetzmäßigkeit einzuordnen und uns unserem Angelegtsein freiwillig zu beugen.

Vorerst werden wir einmal nur »flach gelegt«, d. h. zur Untätigkeit, zur Ohnmacht gezwungen, aber die Aufforderung Jesu an den Gelähmten meint nicht, uns als Opfer eines »ungerechten Schicksals« zu empfinden, sondern: »Steh auf, nimm deine Bahre und geh!«

Krankheit und Heilung im Neuen Testament

In Johannes 5, 1-18 steht geschrieben: »Einige Zeit später war ein Fest der Juden, und Jesus ging hinauf nach Jerusalem. In Jerusalem gibt es beim Schaftor einen Teich, zu dem fünf Säulenhallen gehören; dieser Teich heißt auf hebräisch Betesda. In diesen Hallen lagen viele Kranke, darunter Blinde, Lahme und Verkrüppelte. Dort lag auch ein Mann, der schon achtunddreißig Jahre krank war. Als Jesus ihn dort liegen sah und erkannte, dass er schon lange krank war, fragte er ihn: Willst du gesund werden? Der Kranke antwortete ihm: »Herr, ich habe keinen Menschen, der mich, sobald das Wasser aufwallt, in den Teich trägt. Während ich mich hinschleppe, steigt schon ein anderer vor mir hinein«. Da sagte Jesus zu ihm: »Steh auf, nimm deine Bahre und geh!« Sofort wurde der Mann gesund, nahm seine Bahre und ging.

Dieser Tag war aber ein Sabbat. Da sagten die Juden zu dem Geheilten: Es ist Sabbat, du darfst deine Bahre nicht tragen. Er erwiderte: Der Mann, der mich gesund gemacht hat, sagte zu mir: Nimm deine Bahre und geh! Sie fragten ihn: Wer ist das denn, der zu dir gesagt hat: Nimm deine Bahre und geh? Der Geheilte wusste aber nicht, wer es war. Jesus war nämlich weggegangen, weil sich dort eine große Menschenmenge angesammelt hatte. Später traf ihn Jesus im Tempel und sagte zu ihm. Jetzt bist du gesund; sündige nicht mehr, damit dir nicht noch Schlimmeres zustößt. Der Mann ging fort und teilte den Juden mit, dass es Jesus war, der ihn gesund gemacht hatte. Daraufhin verfolgten die Juden Jesus, weil er das an einem Sabbat getan hatte. Jesus entgegnete ihnen: Mein Vater ist noch immer am Werk, und auch ich bin am Werk. Darum waren die Juden noch mehr darauf aus, ihn zu töten, weil er nicht nur den Sabbat brach, sondern auch Gott seinen Vater nannte und sich damit Gott gleichstellte.«

Aus diesen Bildern können wir Wesentliches entnehmen, wenn wir es bei den Bildern belassen und nicht den Anspruch stellen, dass sich diese Erzählungen historisch beweisen lassen müssten.

Zum Sabbat (unserem Samstag entsprechend – einem Saturntag) wäre zu sagen, dass es bei den Juden der letzte Tag der Woche ist, an dem jede Arbeit ruhen sollte, weil »schabtaj« beenden heißt. Dass Jesus sich nicht daran gehalten hat, zeigt auf, dass es ihm um das Heil und nicht um den Buchstaben des Gesetzes ging. »Ich bin gekommen, das Gesetz zu erfüllen« (Matth. 5, 17) sagt uns, dass nicht der Buchstabe des Gesetzes das Wesentliche ist in diesem Falle, sondern eine ganzheitliche Sicht wie Jesus sie vertritt.

Wie immer, wenn wir in der Bibel von Heilung hören, denken wir zuerst an ein Wunder. Dieser Satz Jesu: »Steh auf, nimm deine Bahre und geh!« (Joh. 5, 8) nimmt eine zentrale Stelle in der christlichen Lehre ein, weil er uns auffordert, unseren Anteil am Heil wahrzunehmen.

Unseren Anteil am Heilwerden wahrnehmen, heißt in erster Linie, unsere eigene Verantwortung für unser Schicksal zu übernehmen, und unsere Berufung zu suchen, zu finden und zu leben. Die zentrale Botschaft Jesu an den Gelähmten kann nur jene gewesen sein, sein eigenes Leben in die Hand zu nehmen, seine eigenen Talente und Fähigkeiten aktiv einzusetzen und sie nicht zu delegieren. Es läuft jedenfalls wieder auf das Thema »Berufung« hinaus, weil unsere Talente zu leben bedeutet, unsere Berufung zu erfüllen. Das ist gemeint, wenn wir aufgefordert werden, unseren eigenen Beitrag zur Heilung zu leisten, weil wir unsere Talente ja nur dafür bekommen haben, sie zu entfalten.

Diese Berufung zu suchen, zu finden und zu leben, ist mir zu einem großen Anliegen geworden. Da der Begriff »Berufung« anspruchsvoll klingt, hatte ich immer wieder meine Schwierigkeiten damit, weil er sich so schlecht mit unserer falschen, aber viel gepriesenen »Bescheidenheit« verträgt, die uns von allen Seiten gepredigt wird; nicht nur von den Kirchen.

»Bescheidenheit ist eine Zier, doch besser lebt man ohne ihr.« hab ich irgendwo gelesen, aber ohne der Unbescheidenheit das Wort zu reden, will ich doch auf die falsch verstandene Bescheidenheit hinweisen. Wenn wir ehrlich sind, ist sie der Bestimmung des Menschen nicht angemessen. Der Mensch ist im Bilde des Schöpfers geschaffen und daher zu Höherem berufen und bestimmt. Wir sind mit so vielen wertvollen Anlagen ausgestattet, doch wie viele davon leben wir wirklich?

Oft steht uns falsche Bescheidenheit im Wege. »Was werden denn die Nachbarn und Bekannten sagen, wenn ich mir so hohe Ziele setze?« Selten kommen Ermunterungen, eher noch Vorwürfe über unsere Unbescheidenheit. Natürlich gibt es auch die, aber sie sollte nicht mit der falschen Bescheidenheit verglichen werden, die uns im Wege steht, wenn wir so viele Bedenken haben, was wohl die »lieben Mitmenschen« dazu sagen werden, wenn wir versuchen, unsere Berufung zu leben. Wie oft ist es nur der Neid, der sich hinter so manchen guten Ratschlägen verbirgt.

Was unsere Berufung betrifft, ist falsche Bescheidenheit unangebracht, der Schöpfer kann nicht wollen, dass wir unsere Anlagen vergraben, wie es im Gleichnis von den Talenten beschrieben wird. Ganz im Gegenteil; wie uns dieses Gleichnis unmissverständlich lehrt, wird jener Knecht, der seine Talente vergraben hat, hinaus in die Finsternis geworfen, wo »Heulen und Zähneknirschen« herrschen.

»Wer hat, dem wird gegeben« (Matth. 25, 29), ist eine harte, aber im Sinne unserer Entwicklung gerechte Vorgangsweise des Schicksals, weil wir nur dann, wenn wir unsere Talente entfalten, einen entsprechenden Lohn erwarten dürfen.

So habe auch ich mit diesen falschen Vorurteilen gerungen, hatte tatsächlich Angst, was wohl meine Mitmenschen sagen werden, wenn ich entsprechende Bücher schreibe, da ich doch kein akademisches Studium aufweisen kann. So geht es vielen

Menschen, die ihre Anlagen vergraben und dafür vom Schicksal hart bestraft werden, auch wenn nur falsche Bescheidenheit der Grund dafür war, dass sie ihre Fähigkeiten nicht zur Entfaltung bringen bzw. ihr Licht unter den Scheffel stellen.

Als Patient im Krankenhaus hat man ja viel Zeit, um über solche Zusammenhänge nachzudenken. Habe auch ich meine Talente vergraben? Bin auch ich vom Weg abgekommen?

Wenn man den Zufall ausschließt und sich langsam und mühsam in die Gesetzmäßigkeiten der Welt und unseres Lebens in ihr vertieft, wenn einem nach und nach klar wird, dass diese Gesetzmäßigkeiten unser Leben lenken, führen und bestimmen, dann dreht sich vieles um im Leben; dann werden andere Dinge wichtig, die man bisher nicht oder zu wenig beachtet hat. Eine Krebserkrankung ist eine einschneidende Erfahrung, die uns das Leben in einem ganz anderen Licht erscheinen lässt.

Ich habe schon im Krankenhausbett damit begonnen, mir auf Zetteln entsprechende Einfälle und Einsichten zu notieren, damit ich sie nicht vergesse. So schwankte ich zwischen Angst und Hoffnung und versuchte, den Sinn und die Bedeutung meiner Erkrankung herauszufinden. So keimte schon im Krankenbett das Vorhaben, ein Buch über das Thema Krankheit und über die gesetzmäßigen Zusammenhänge zu schreiben. Aber zunächst kam mein erstes Buch heraus und erhielt den Titel »Die Kehrseite der Medaille« mit dem Untertitel: »Wo Wissenschaft endet und Weisheit beginnt«. Prompt wurde ich von manchen Mitmenschen missverstanden, da diese mir unterstellten, mit Weisheit würde ich meine persönliche »Weisheit« meinen, was nicht der Fall war, sondern sich auf die angeführten Weisheitslehren bezog.

Seit meiner Krebserkrankung zieht sich nun schon eine siebzehnjährige Auseinandersetzung mit den Themen Gesetzmäßigkeit oder Zufall, Schicksal, Berufung, Astrologie und Weisheitslehren durch meine Tage und Nächte. Das Thema Berufung steht für mich dabei an primärer Stelle; dieses Thema ist auch Bestandteil aller Weisheitslehren.

Auf unseren Kulturkreis bezogen finden wir diesen Zusammenhang in unseren Mythen, im Alten wie im Neuen Testament, wenn wir nur dem Gleichnis von der Heilung des Gelähmten am Teich Betesda im Neuen Testament nachgehen, wo es bei Johannes 5, 1-18 heißt:»Jetzt bist du gesund. Sündige nicht mehr, damit dir nicht noch Schlimmeres zustößt«, was sicher nicht in einem moralischen Sinne gemeint war, sondern eher in dem Sinne: Sondere dich nicht mehr ab vom Ganzen.

Darüber hinaus gilt es die erwähnten achtunddreißig Jahre des Krankseins zu beachten. In der Bibel sind Zahlenangaben nie beliebig oder zufällig. Der Hinweis, dass der Teich auf hebräisch Betesda heißt, lässt anklingen, dass es etwas mit dem Hebräischen zu tun haben könnte, denn wozu sonst dieser Hinweis?

In der hebräischen Sprache hat jeder Buchstabe – wie bereits oben ausgeführt – einen fix zugeordneten Zahlenwert, was bei den heutigen Übersetzungen nicht mehr berücksichtigt wird. Ich habe bei der Geschichte des Propheten Jona schon auf die Zahlensymbolik hingewiesen, deren Beachtung es bedarf, wenn wir diese Erzählungen sinnvoll deuten wollen.

Der Gelähmte war also schon achtunddreißig(!) Jahre krank. Zufall? Wohl nicht. Die Zahl achtunddreißig steht im Hebräischen wie gesagt, für Krankheit, aber auch für Kreativität. Krankheit kann, wenn sinnvoll gedeutet, etwas Kreatives bei uns bewirken, kann etwas Neues entstehen lassen, wenn wir sie in diesem Sinne verstehen.

Dass die Zahl neununddreißig für Heil und Rettung steht, zeigt uns, wie nahe Krankheit und Heilung beieinander liegen.

Was wollen uns diese biblischen Erzählungen eigentlich sagen?

Es bedarf im Wesentlichen nur eines bewussten inneren Schrittes nach vorne, um zum Heil, d. h. zur Heilung, zu gelangen; den Schritt in die Zukunft. Den Schritt von der Zahl achtunddreißig zur Zahl neununddreißig in dem oben genannten Sinne.

Und dieser Schritt besteht im Wesentlichen darin:

»Steh auf, nimm deine Bahre und geh!« (Joh 5, 8)

Das bedeutet, sich selbst wieder auf den Weg zu machen, weil man ihn offensichtlich verlassen hat. Die Krankheit – in meinem Fall die Krebserkrankung – will uns auffordern, unsere Bestimmung zu suchen, zu finden und zu leben, weil nur das Leben unserer Bestimmung die Seele wirklich erfüllt und dadurch Krankheit überflüssig werden kann. Ob wir es Berufung, Bestimmung oder Auftrag nennen, ist im Grunde egal. Religiös formuliert können wir auch sagen, »wie Gott mich gemeint hat«, »was Gott mit mir vorhat«.

Die biblischen Erzählungen können nur dann für uns sinnvoll und damit wirksam werden, wenn wir sie als archetypische Bilder begreifen und nicht den falschen Anspruch erheben, für die Wahrheit dieser Zusammenhänge einen wissenschaftlichen Beweis bekommen zu müssen.

Das ist im Wesentlichen die Botschaft aus der Lehrerzählung über den Propheten Jona im Alten Testament und im Neuen Testament besteht ein analoger Zusammenhang mit der Heilung des Gelähmten am Teich Betesda in Jerusalem durch Jesus.

Nicht die Ursachensuche in der Vergangenheit kann uns heilen, nein, nur das Vorwärtsgehen, das Aktiv-Werden. Das Gute liegt in der Zukunft. Die Vergangenheit kann uns Muster aufzeigen, die wir uns anschauen sollen, aber nicht mehr. Heilen kann uns nur die Zukunft, indem wir in der Gegenwart unsere Anlagen, Talente und Fähigkeiten mobilisieren und unserer Berufung folgen, unseren Auftrag erfüllen – wie der Prophet Jona.

Nur so finden wir die wesentliche Bedeutung von Krankheit und nicht durch die Suche nach so genannten »Ursachen« in der Vergangenheit. Es geht immer um wahrhaft Wesentliches, wenn die Bibel solche Zusammenhänge beschreibt. Nichts ist dem Zufall überlassen. Ich werde auf diese Thematik noch einmal an späterer Stelle zurückkommen; beim »Gleichnis von den Talenten«.

Vergangenheit – Gegenwart – Zukunft

Ein Beispiel: Wenn ich heute z. B. von Linz nach Wien kommen will, dann ist es in Bezug auf dieses, mein nächstes Ziel ziemlich belanglos, wie ich vorher nach Linz gekommen bin, wie viele Irrwege und Umwege ich bis dahin eingeschlagen habe. Wichtig ist doch nur, wie ich von Linz (Gegenwart) nach Wien (Zukunft) komme.

Die Vergangenheit kann uns Muster erhellen und uns zeigen, was wir aus heutiger Sicht vielleicht anders machen würden. »Aus heutiger Sicht« besagt schon: diese Sichtweise hatten wir damals nicht, als wir uns so und nicht anders entschieden haben.

Alles »Hätte« und das daraus folgernde »Wäre« ist sinnlos, weil wir nicht mehr in die Vergangenheit eintreten können. Es geht darum, immer wieder neu die Verantwortung für unser Schicksal zu übernehmen und alle Schuldzuweisungen auf äußere Umstände und so genannte »Ursachen« aufzugeben. Sie bringen uns nichts, sie machen uns nur verbittert und depressiv, sie sind purer Masochismus.

Wir haben immer wieder die Möglichkeit, aus unseren Fehlern in der Vergangenheit zu lernen und neu anzufangen. Wenn wir dagegen heute jammern: »Aber damals in der Vergangenheit habe ich bitter gefroren, und ich hätte so dringend Handschuhe gebraucht, aber ich habe sie nicht bekommen«, dann können wir darin einen versteckten Masochismus erkennen, weil wir diese Handschuhe – die für alles stehen können, was wir in unserer Kindheit entbehren mussten, wie zum Beispiel Zuwendung, Wärme und Geborgenheit – ja heute in der Gegenwart, wo vielleicht »Sommer« ist, nicht mehr notwendig haben.

Es ist ein wenig sinnvoller Ansatz der Psychologie, den ich selbst – in dem sich Gott sei Dank nicht bewahrheiteten »Urteil« – erleben musste, ausgesprochen von namhaften psychologischen Experten und Kapazitäten: »Sie haben halt das Pech gehabt, dass Sie das nötige Urvertrauen in ihrer Kindheit nicht bekommen haben; nachholen lässt sich das heute nicht mehr.« Dies bringt nur Enttäuschung und Verbitterung in Bezug auf jene, die uns – im übertragenen Sinne – aus welchen Gründen auch immer die damals wegen der herrschenden Kälte so dringend benötigten »Handschuhe« nicht gegeben haben. Nicht weil sie böse waren, sondern weil sie vielleicht dazu in dieser Zeit nicht fähig waren, haben sie sich eben so und nicht anders verhalten. Trotzdem gilt es auch für sie, für dieses Verhalten ihrerseits im Nachhinein die Verantwortung zu übernehmen, und nicht ein solches Unvermögen als Ausrede zu missbrauchen. Aber ungeachtet ihres der Vergangenheit angehörenden Versagens sind für uns im Hier und Jetzt andere Themen zur Bearbeitung dran. Welche das sind, zeigt uns unser Geburtshoroskop an Hand der aktuellen Transite, worunter man in der Astrologie. Übergänge der laufenden Planeten (Urprinzipien) über die Gestirnsstände zur Zeit unserer Geburt versteht.

Eine solche Betrachtung unseres Entwicklungsweges ist wesentlich sinnvoller – weil zukunftsweisend – als das masochistische Stöbern in der Vergangenheit, in die wir bei bestem Willen ohnehin nicht mehr eintreten können. Glücklicherweise findet auch in der Psychologie und Psychotherapie zur Zeit ein gewisses Umdenken in Bezug auf das Ursachenforschen in der Vergangenheit statt – vielleicht gespeist aus den neuesten Erkenntnissen der Quantenphysik. Das Betrachten der Vergangenheit ist nur insoweit sinnvoll, als sie uns Muster aufzeigen kann; Muster, die in der Vergangenheit vielleicht Thema waren; heute in der Gegenwart hingegen zeigt uns unser Geburtshoroskop jene Themen, die *jetzt* zur Bearbeitung anstehen. In dem Maße, in dem es uns gelingt, diese Themen zu bewältigen und zu erlösen, in dem Maße können die Wunden der Vergangenheit abheilen, ohne dass sie verdrängt werden müssen.

Der Mythos zeigt uns diese archetypischen Zusammenhänge präzise; der Mythos ist gegenwartsbezogen und daher immer gültig! Allein die wissenschaftliche Betrachtung verführt zur Verirrung in der Zeit, einem Phänomen, das unsere Seele aber nicht kennt, weil sie in der Gegenwart lebt und auf Entwicklung in Richtung Zukunft ausgerichtet ist.

Wir müssen die aussageträchtigen, mythologischen Bilder der Bibel in die Gegenwart holen, wenn sie heilkräftig werden sollen. Die historische Betrachtung ist belanglos verglichen mit der Wirkung, die solche Bilder heute in und bei uns auslösen. Das können sie ja nur, wenn sie archetypisch sind. Der Mythos ist die Erzählung vom Logos, d. h. von den Gesetzmäßigkeiten der Schöpfung und unseres Lebens in ihr. Diese Gesetzmäßigkeiten sind zeitloser Natur.

»Thora« heißt »das Gesetz«. Die fünf Bücher Mose zeigen uns die Gesetzmäßigkeiten der Schöpfung. Die Überlieferung geht, um die Bedeutung und Wichtigkeit dieser Gesetzmäßigkeit anzudeuten, sogar so weit zu formulieren, Gott hätte, bevor er die Schöpfung gemacht hat, zuerst in die Thora geblickt, eben weil darin der göttliche Bauplan der Welt aufgezeichnet sei.

Heil-Werden ist ein Akt in unserem Geist, in unserem Bewusstsein, d. h. in unserer Seele, weil wir ja nur durch einen Fehlakt im Bewusstsein krank werden können.

Die so genannten »Ursachen« sind im Wesentlichen bloß materielle Träger wie z. B. Krankheitserreger oder Gifte sowie auch Lebensumstände, die die Seele benützt, um eine bestimmte Krankheit oder Krise auslösen zu können, was aber nur dann geschieht, wenn es im Sinne und der Absicht der Seele liegt; weil sie dadurch eine bestimmte Entwicklung in einem bestimmten Lebensbereich in Gang setzen will. So führt beispielsweise der bloße Kontakt mit einem Virus nicht automatisch zu einer entsprechenden Erkrankung; wenn die Absicht der Seele – also die Finalität – , daran zu erkranken, nicht gegeben ist, werden wir auch nicht krank.

Natürlich kann man jetzt als Argument das Immunsystem als Erklärung heranziehen, aber dieses hängt ja seinerseits eng mit unserer Seele zusammen.

Die Materie besteht nur aus Atomen und subatomaren Teilchen, die nicht erkranken können, aber an ihnen kann Krankheit sichtbar werden, in Erscheinung treten, damit wir hinschauen müssen. Das Gute liegt in der Zukunft, heil werden können wir nur in der Zukunft, wenn wir in der Gegenwart unsere Anlagen leben. An der Vergangenheit können wir nichts mehr verändern, wenn auch viel aus ihr lernen.

Die Organe selbst können aus diesem Grunde auch nicht erkranken; sie sind wie alle Materie – wie auch unsere Gene – nur Träger von Informationen und diese sind geistiger Natur. Natürlich können sich Organe deformieren und desorganisieren, was wir dann als krank bezeichnen. Dies kann aber nur dann geschehen, wenn das Bewusstsein, d. h. die Seele die notwendigen Informationen für ein gesundes Funktionieren nicht mehr zur Verfügung stellt; Informationen derer es bedarf, um auf etwas Fehlendes – ein nicht gelebtes Urprinzip bzw. eine Mischung verschiedener Urprinzipien – hinzuweisen, indem es auf der materiellen Ebene des Körpers sichtbar wird und so auf diesen Mangel aufmerksam macht.

Der bekannte Physiker Anton Zeilinger schreibt in seinem Buch »Einsteins Schleier« unter anderen wertvollen Sätzen: »Information ist der Urstoff des Universums.« Und weiter: »Wirklichkeit und Information sind dasselbe.«
[Anton Zeilinger: »Einsteins Schleier«, S. 217]

Und der Verfassers des Buches »Der Krebs und die Seele« Dr. Matthias Beck schreibt: »Erst in der Interaktion wird das Gen zum Träger von Information (das Gen allein ist nichts). [...] Information ist die Weitergabe eines geistigen Inhalts über einen materiellen Träger.«
[Matthias Beck: »Der Krebs und die Seele«, S. 77]

Diese Ansichten haben mir beim Lesen Mut gemacht, weil sie geeignet sind, unsere Fixiertheit auf die »Allmacht« der Gene zu relativieren. Wären wir doch sonst schon wieder einem unausweichlichen Schicksal ausgeliefert, gerade so, wie es auch beim Zufallsbegriff der Wissenschaft der Fall ist.

Als Träger von Informationen sind Gene unentbehrlich, weil die Seele sonst in dieser materiellen Welt nicht wirksam werden kann, denn sie ist nicht von dieser Welt, sie stammt aus einer anderen Dimension. Auch der Mensch ist nicht von dieser Welt – lediglich sein Körper ist es, daher ist dieser auch sterblich – , sondern er ist in dieser Welt.

Alles, was von dieser Welt ist, muss sterben, weil alle Materie der Zeit unterliegt, und Zeit hat Anfang und Ende. Die Seele aber kennt keine Zeit – Zeit gehört zu Maya und ist letztlich eine »Illusion«, wie die östlichen Religionen nicht müde werden zu betonen.

Daher kann Bewusstsein nicht aus Materie entstehen – wie die Naturwissenschaft meint – sondern Materie ist GEIST in seiner gröbsten Verdichtung und somit der Materie immanent, d. h. ihr innewohnend. In dieser Verdichtung können unsere trägen Sinne sie als »Materie« wahrnehmen, aber letzten Endes ist alles aus GEIST »gemacht« und nicht umgekehrt. Es sie vermerkt: Auch wenn viele einen Irrtum teilen, wird deshalb noch lange keine Wahrheit daraus.

Ich möchte in diesem Zusammenhang auf die Bücher des französischen Physikers Jean E. Charon, einem genialen Forscher auf dem Gebiet des Geistes in der Materie verweisen. Er hat in seiner »Komplexen Relativitätstheorie« die Relativitätstheorie Einsteins weiterentwickelt und theoretisch nachgewiesen, dass das Elektron der Träger des Geistes in der Materie ist. Die materialistische Wissenschaft tut sich schwer, diesen genialen Physiker, dem es um die Erforschung des Geistes ging, entsprechend zu würdigen. Mir hat er wertvolle Einsichten in Bezug auf das Thema »Geist und Materie« eröffnet.

Krebs: Krankheit – Krebs: Tierkreiszeichen

»Nomen est Omen« = lat. »der Name ist ein Zeichen«. Das Tierkreiszeichen Krebs beschreibt seelische Eigenschaften, die ziemlich eng mit der Krebskrankheit zusammenhängen können. Da diese Zusammenhänge in der Astrologie deutlich sichtbar werden, will ich kurz auf diese Namensgleichheit eingehen. Das Tierkreiszeichen Krebs steht archetypisch – der Tierkreis ist ja ein Archetyp – für unsere *Innenwelt*, für Psyche, Gefühle, Stimmungen, Wünsche und Empfindungen, für Heim und Familie, für Zugehörigkeit und Geborgenheit, für Mutter und Kind, für unsere Begabungen und unsere *Identifikationen*. Da es nicht ohne Auswirkung bleibt, womit wir uns *identifizieren*, d. h. innerlich gleichmachen, was wir bejahen und annehmen können, dürfte es unschwer nachvollziehbar sein, dass die Krankheit Krebs sehr viel mit unserer Innenwelt zu tun hat. Die Krebszelle verlässt ihre *Identifikation* mit der Ganzheit des Organismus und geht auf ihren Egotrip.

Die Wissenschaft bestreitet heute diesen Zusammenhang nicht mehr, haben doch die Psychologie, die Psychoneurologie sowie die Onkologie wesentliche Korrelationen, d. h. Wechselbeziehungen, mit diesen innerpsychischen Zuständen nachweisen können. Ich möchte die Wichtigkeit der Korrelationen betonen, denn um solche handelt es sich immer, auch wenn diese Faktoren dann zu »Ursachen« erklärt werden. Korrelation bedeutet »sich gegenseitig bedingend«. Aus den Themen des Krebsprinzips ist unschwer zu erkennen, dass es sich um uns vertraute, vorwiegend auf das Ego bezogene Bereiche handelt. Wenn z. B. eine Mutter sich für ihre Kinder »aufopfert« und dabei übersieht, dass sie damit ihren Selbstwert aufbessert und dann auch noch Dankbarkeit zurückerwartet oder gar einfordert, dann kann sehr wohl ein unbewusster Egoismus beteiligt sein.

Bei den dem Krebsprinzip zugeordneten Themenbereichen handelt es sich um uns durchaus meist angenehme Zustände. Wer möchte nicht geborgen sein, wer möchte nicht Zärtlichkeit, wer lehnt Heim und Familie ab, wer Mutter und Kind? Wer könnte Gefühle leugnen, Empfindungen abstreiten und wer könnte behaupten, dass ihm dies alles gleichgültig sei?

So schön dies alles ist, so gerne wir uns in diesen Zuständen und Umständen aufhalten möchten, so handelt es sich doch nur um Teile einer Ganzheit. Der Tierkreis symbolisiert die Ganzheit der zwölf Urprinzipien und ein Prinzip allein aus diesem Ganzen herausgelöst – und sei es noch so angenehm – ist eben nur der zwölfte Teil des Ganzen. Das Tierkreiszeichen (Urprinzip) Krebs symbolisiert die angenehmen Zustände – die wir daher auch gut annehmen können – aber wie schon erwähnt, es gibt noch elf andere Zeichen, d. h. Urprinzipien, die auch zu ihrem Recht kommen wollen, die auch gelebt werden wollen. Es gibt im Tierkreis kein Prinzip, das mehr wert wäre als ein anderes; die Astrologie ist wertfrei. Ein Prinzip für sich allein leben zu wollen, wäre allerdings hochneurotisch, weil es um den Zusammenhang des Ganzen geht.

Bei einem Prinzip – wie eben auch dem Krebsprinzip – , das in unserer Gesellschaft und Kultur als so angenehm empfunden wird, gerät man klarerweise leichter in Gefahr, dass es einseitig überbetont wird und dadurch Ungleichgewicht entsteht, das ausgeglichen werden muss, um wieder Gleichgewicht herzustellen. Es ist das Gesetz des Ausgleichs, das hier wirksam wird – im Kleinen wie im Großen. Einseitigkeit, das können wir an jeder Küchenwaage beobachten, führt zum Kippen einer Waagschale. Wenn dieses »Kippen« in unserem Bewusstsein geschieht, weil ein Bedürfnis das Übergewicht bekommt und dadurch das Gegenprinzip ein entsprechendes Untergewicht, dann entsteht in uns der gesetzmäßige Drang nach Ausgleich, um das Gleichgewicht wieder herzustellen.

Diese Gesetzmäßigkeit des Ausgleichs und des Gleichgewichtes gilt nun aber für alle zwölf Tierkreiszeichen, sodass wir es letztendlich mit sech Achsen zu tun haben, die gegensätzliche

Prinzipien miteinander verbinden. Einmal bekommt dieses Prinzip einen Überhang, dann wieder das Gegenprinzip.

Wenn wir es selber nicht schaffen, diese Achsen ins Gleichgewicht zu bringen – wobei hier unser Hang zum Werten ins Spiel kommt –, dann muss das Schicksal eingreifen, weil Ungleichgewicht in unserer Seele auf die Dauer nicht haltbar ist. Diese Gesetzmäßigkeit des Ausgleichs gilt übrigens überall in unserem Universum. Schon am Wetter können wir das beobachten: Ein Hoch bedingt ein Tief und umgekehrt. Aus diesen vorübergehenden Ungleichgewichtszuständen entsteht unser Wetter, vom leichten Lüftchen bis zum Orkan. Mit diesem Abstecher bis zum Wettergeschehen will ich aufzeigen, welche Kräfte ins Spiel kommen können, wenn – in welchen Bereichen auch immer – Ungleichgewicht herrscht.

Um hier keine Missverständnisse aufkommen zu lassen: Es soll nicht ausgedrückt werden, dass Menschen, deren Sonne im Tierkreiszeichen Krebs steht, deswegen in einem höheren Maße krebsgefährdet sind als andere. Jeder Mensch hat das Tierkreisprinzip Krebs in sich, unabhängig davon, wo seine Sonne steht, die sein Sternzeichen bestimmt; und jeder ist aufgefordert, es entsprechend seinem Horoskop zu entwickeln. Das Krebsprinzip hat, wie schon erwähnt, viel mit unserer Innenwelt zu tun.

Bekommt es einen Überhang, so kann es leicht passieren, dass wir die Neigung entwickeln, uns von der Außenwelt abzukapseln, uns zurückzuziehen und uns in unserer Innenwelt zu verschließen. Dieses oft auch »beleidigte« Zurückziehen von der »bösen« Welt, von den »bösen« Menschen führt in die Einseitigkeit. Das Gegenprinzip Steinbock, das für äußere Aktivität steht, bekommt dadurch »Untergewicht«, sodass dann oft das Schicksal wieder den notwendigen Ausgleich herstellen muss.

Eine Analogie zu diesem Rückzug, zu dieser Abkapselung, zu dieser Haltung, sich zu verkriechen und die Welt, Welt sein zu lassen und nur mehr seinen eigenen, kleinen, subjektiven und egoistischen Interessen nachzugehen, können wir auch an der Krebszelle beobachten.

Um uns in der Deutung des Krebsgeschehens nicht zu verlieren, ist es immer wieder notwendig, uns auf das Verhalten der Krebszelle zu beziehen und daraus analog auf unser Verhalten zu schließen. Die Krebszelle hält uns einen Spiegel vor, in den wir mit absoluter Ehrlichkeit blicken sollten. Wo gibt es in unserem eigenen Verhalten Ähnlichkeiten bzw. Analogien, die sich mit dem Verhalten der Krebszelle vergleichen lassen?

Was dabei ins Auge springt, ist der schon mehrmals angesprochene unbewusste Egoismus, dieser unbewusste Egotrip, auf dem sich auch die Krebszelle befindet, den wir aber nicht sehen, weil das Licht des Bewusstseins nicht darauf gerichtet ist. Dieser Umstand des Nicht-Sehens von Mustern, die unser Verhalten in bedeutendem Ausmaß bestimmen, meint ja diese Unbewusstheit. Wir können diese Unbewusstheit oft großer Bereiche unserer Psyche einerseits nur über den Umweg der Projektion nach außen, also in unserer gesamten Umwelt, erkennen, und andererseits an unseren Krankheitssymptomen, die ja der sichtbare Ausdruck von uns nicht bewussten Defiziten in unserer Psyche sind. Wenn wir bereit sind, sie als einen untrüglichen Spiegel zu betrachten, der uns ungeschminkt und ehrlich Wesentliches über unsere Innenwelt enthüllen kann, dann bekommen die uns widerfahrenden unliebsamen äußeren Ereignisse und unsere Krankheitssymptome einen Sinn.

Dazu ist es aber notwendig, diese Projektionen auf uns selbst zurückzunehmen und sie dort zu betrachten, wo sie entstanden sind und immer wieder neu entstehen. Ein einfacher Beweis für die Richtigkeit dieses Zusammenhanges wäre es, wenn wir uns selbst vor den uns vertrauten physikalischen Spiegel stellen und einmal ein finsteres und ein andermal ein lächelndes Gesicht machen.

Das von diesem Spiegel reflektierte Bild folgt, wie wir an diesem einfachen Beispiel sehen können, getreu dem momentanen Aussehen unseres Gesichtes. Genau so getreu zeigt uns sowohl unsere Umwelt als auch unser Körper unsere Innenwelt. Wir können diese Zusammenhänge aber nur dann sinnvoll nachvollziehen, wenn wir sie im Sinne der Gesetzmäßigkeit der Analogie und der Resonanz betrachten. Die Außenwelt zeigt uns unsere Innenwelt wohl eins zu eins, aber nicht so direkt wie der physikalische Spiegel unser Gesicht reflektiert, sondern indirekt in symbolisch verschlüsselter Form.

Das meint der Symmetriesatz: »Wie innen, so außen, wie oben so unten.«

Daher kann uns analoges Denken, also das »senkrechte« Denken auf Basis der Urprinzipien, die senkrecht alle Ebenen unserer Erscheinungswelt durchdringen – was auch die Grundlage der Astrologie bildet – in vielen Fällen Zusammenhänge erschließen, die wir mit dem so genannten »waagrechten« Denken im Sinne von »weil > darum« nicht erkennen können. Da es sich bei diesen uns unbewussten Bereichen in unserer Psyche oft um von uns abgelehnte Bereiche in unserem Leben handelt, erscheinen sie uns im außen, also in der Projektion, als »böse«, d. h. wir lehnen sie im außen ab, weil wir sie im Inneren ablehnen bzw. verdrängen, und so fallen sie mit der Zeit in die Unbewusstheit.

Dort würden sie rettungslos verbleiben und ihr Unwesen treiben, wenn es nicht diesen genialen Schlüssel geben würde, der da heißt: »Wie innen, so außen, wie oben, so unten!« Diese Entschlüsselung ist nicht einfach, aber durch Üben erlernbar.

Weil es sich – der Wichtigkeit halber schon mehrmals betont – um uns unbewusste Bereiche unserer Psyche handelt, ist es oft mühsam, diesen unbewussten Mustern auf die Spur zu kommen. Das Geschehen im außen folgt synchron unserer inneren Resonanzlage. Diese Resonanzlage ist vergleichbar mit unseren Radio-und Fernsehgeräten, mit unseren Telefonen usw.. Auch auf diesem rein physikalischen Gebiet können wir die Gesetzmäßigkeit von Resonanz erkennen. Wir können nur dann mit den Programmen in Verbindung kommen, wenn wir an den Geräten Resonanz herstellen, indem wir mit den jeweiligen Kanälen die ihnen fix zugeordnete Frequenzen einstellen. Beim Begriff »Einstellen« kann erkennbar werden, dass unsere bewussten oder unbewussten »Einstellungen« wesentlich mitbestimmen, womit wir im außen auf Basis von Resonanz verbunden werden.

In der Projektion können wir Wesentliches über unsere innere Resonanzlage, über unsere innere Gestimmtheit erkennen, wenn wir bereit sind, in den »Umweltspiegel« zu blicken, um die abgespaltenen Teile wieder heimzuholen in unsere Innenwelt, d. h. unsere Projektionen in uns selbst zurückzunehmen, um uns nach und nach mit ihnen aussöhnen zu können, uns mit ihnen identifizieren zu können, sie lieben zu können.

Das Wesen der Projektion ist einfach an einem Gerät zu begreifen, das wir alle kennen, und das wir Projektor nennen. Wenn wir versuchen, einen dunklen Fleck auf der Leinwand zu beseitigen, der sich auf einem im Projektor befindlichen Diapositiv befindet und so projiziert wird, dann werden wir mit diesem Bemühen solange scheitern, bis wir begreifen, dass der Fleck auf der Leinwand eben nur ein projizierter Fleck auf einem im Projektor befindlichen Diapositiv ist. Erst wenn wir ihn auf dem Diapositiv beseitigen, wird er auch auf der Leinwand nicht mehr sichtbar sein. Übertragen auf unsere eigenen Projektionen in die Außenwelt bedeutet das: Erst wenn wir unsere blinden Flecken im Bewusstsein auflösen, werden sie auch in unserer Außenwelt nicht mehr erscheinen.

Wenn wir bereit sind, uns diesen Spiegelbildern auszusetzen und sie als Reflexion unserer Innenwelt anzuerkennen, können wir bei uns Muster entdecken, die wir bis dahin nicht gesehen haben, die aber unser Leben maßgeblich beeinflussen. Diese Erfahrung mache ich immer wieder neu, obwohl ich mich schon lange mit diesen Gesetzmäßigkeiten auseinandersetze.

»So ist es in der Theorie, man glaubt es geht, doch geht es nie; doch in der Praxis wiederum, da geht´s, doch weiß man nicht warum.«

Daher wieder zu Beispielen aus meinem eigenen Leben: Eine Leidenschaft von mir ist planen und gestalten, sowohl im Haus als auch im Garten. Hier gibt es für mich einiges zu entdecken, was in Richtung unbewusster Egoismus weist. In diesen Bereichen habe ich manches »verbrochen«, indem ich meiner Familie – wohl gut gemeint – mit Zwangsbeglückungs-Versuchen eine Freude machen wollte, am meisten Freude natürlich mir selbst. Auch wenn meine Familie im Nachhinein diesbezügliche Veränderungen in Haus und Garten schätzen gelernt hat, war damals als Motiv unbewusster Egoismus meinerseits am Werk, den es für mich zu reflektieren gilt. Hier kommt eine ziemlich stark ausgeprägte Subjektivität ans Licht (des Bewusstseins), die oft bei krebsbetonten Menschen zu beobachten ist (mich selbst dabei nicht ausgenommen). Ein subjektives um sich selbst Kreisen, es gut zu meinen, dabei aber den eigenen Egoismus nicht zu sehen, ist ein Verhalten, das in Richtung Unbewusstheit geht.

Um mit einem weiteren analogen Beispiel dieses Muster zu beschreiben, will ich meine Freude am Schmalfilm und neuerdings an Video anführen, was viel Zeit in Anspruch nimmt, die vielleicht dort fehlt, wo es um gemeinsame Aktivitäten mit meiner Frau gehen könnte. So schön Hobbys auch sein können – einmal davon abgesehen, dass sie in vielen Fällen nur Ersatz für unsere wahre Bestimmung und Berufung sind – so belastend können sie für unsere Mitmenschen, besonders für unsere nächsten Angehörigen werden. Wenn wir unseren Hobbys ein Übermaß an Zeit und Beschäftigung widmen, bleiben oft gemeinsame Aktivitäten auf der Strecke. Ausreden wie: »Das ist deins und das ist meins«, sind keine wahre Lösung, weil Partnerschaft primär auf Gemeinsamkeit zielt; diese ist freilich nicht leicht zu finden und noch schwerer zu realisieren.

Abschließend nun noch ein weiteres persönliches Beispiel für unbewussten Egoismus: Wir gehen Nordic-Walken und meine Frau schlägt ein sportliches Tempo an. Ich hingegen will eher gemütlich gehen, weil mir sonst schnell heiß wird und ich ins Schwitzen komme. Den Vorschlag meiner Frau, meine Regenjacke auszuziehen, empfinde ich als Übergriff und verlange umgekehrt von ihr, entsprechend langsamer zu gehen. Das ist ein egoistischer Versuch, mein Problem von meiner Partnerin lösen zu lassen, anstatt eine gemeinsame Lösung zu suchen, die darin bestehen könnte, dass ich meine Jacke ausziehe, und meine Frau mit ihrem Tempo etwas zurückgeht. Wir können an diesen Beispielen erkennen, wie versteckt und schwer auszumachen solche Muster sind.

Deshalb sind Partnerschaften oft schwierig, dafür aber entwicklungsfördernd. Es geht um den einen gemeinsamen Punkt, der nur auf der Basis von echter Gleichberechtigung der beteiligten Personen zu realisieren ist, und ohne ehrliche Auseinandersetzung und Konfliktbereitschaft nicht zu erreichen ist. Meist ist es das Übermaß mit dem wir etwas betreiben, das zu Reibungen und entsprechenden Konflikten führt.

Da ich aber keine »Nabelschau« betreiben, sondern lediglich an eigenen Erfahrungen Zusammenhänge sichtbar machen will, sollten diese Beispiele genügen, das Muster erkennbar zu machen, das oft hinter Konflikten steht und an diesen sichtbar wird. Es ist, wie gesagt, in vielen Fällen ein unbewusster Egoismus beteiligt, der nicht leicht und meist auch erst im Nachhinein zu erkennen ist.

Auf solche wunde Punkte angesprochen, reagieren wir meist mit Argumenten, um uns zu verteidigen, wo es doch genügen würde, uns unsere Fehler ehrlich einzugestehen, um sie so nach und nach überflüssig machen zu können.

Was die Freizeitbeschäftigungen betrifft, möchte ich niemandem seine Hobbys mies machen, weil ich aus Erfahrung weiß, dass sie uns, im rechten Maß betrieben, manche Freuden schenken können. Es ist, wie in so vielen anderen Fällen auch, das Übermaß, mit dem wir Menschen etwas betreiben, das zu Problemen führt. Wir können schnell in unheilvollen Egoismus rutschen, und wenn dieser längere Zeit unbewusst besteht, ist es auch möglich, dass sich mit der Zeit entsprechende Krankheitsbilder ergeben können, mit dem einzigen Zweck, uns auf dieses Übermaß bzw. auf uns Fehlendes aufmerksam zu machen.

Es hängt auch viel von der Energieladung ab, die wir in unsere ersehnte Wunscherfüllung investieren; und da die Energie bekanntlich den Gedanken folgt, ist leicht einzusehen, dass es nicht gleichgültig ist, wie und was wir denken. Immer wieder geht es um die *Analogie* zum Verhaltensmuster der Krebszelle; auch sie kreist nur um sich selbst, um ihre subjektiven Bedürfnisse, die sie abgekapselt von ihrer Zellumgebung völlig auf sich selbst bezogen, zu verwirklichen sucht. Auch sie muss spät aber doch ihren Egoismus als einen großen Irrtum erkennen, nämlich dann, wenn ihr eigener Wirt – unser Körper – dabei zugrunde geht und stirbt.

Ein bewusster Egoismus, der uns in die Konfrontation mit unseren Mitmenschen bringt, ist weit weniger gefährlich als der unbewusste. Daher geht es darum, unsere wahren Motive für unser Verhalten zu erforschen und uns bewusst zu machen und auch darum, die Verantwortung für die Folgen unseres Verhaltens zu übernehmen. Wenn wir diese Muster durchschauen wollen, ist primär absolute Ehrlichkeit uns selbst gegenüber erforderlich.

Unsere Mitmenschen haben hier oft einen weit besseren Blick dafür als wir selbst, da die wahren Motive für unser Verhalten meist im Schatten unseres Bewusstseins liegen. In diesem Sinne können wir gerade an ihnen das uns Fehlende erkennen, wenn wir bereit sind, unsere Projektionen zu durchschauen und nach und nach zurückzunehmen.

Dieses Fehlende in unserem Bewusstsein ist es ja gerade, das sich irgendwann zu somatisieren bzw. zu ereignen versucht und uns so symptomatisch für das uns Fehlende als körperliches Symptom oder als Ereignis im außen begegnet, damit wir uns seiner bewusst werden. Solange es im Unbewussten sein Schattendasein fristen muss, versucht es auf eine uns in welcher Form auch immer unangenehme Art und Weise, Aufmerksamkeit zu erzwingen.

Jedenfalls können wir, wenn es um die Deutung der Krebskrankheit geht, gerade am unbewussten Verhalten der Krebszelle erkennen, wohin ein solches Verhalten auf Dauer führen kann. Jetzt zu sagen, so ein »Verbrechen« kann es doch nicht sein, ein »bisschen« seinen Egoismen zu frönen, geht am Wesentlichen vorbei. Meist bleibt es ja nicht auf ein einziges Gebiet unseres Lebens beschränkt, sondern solche Muster suchen sich mehrere Betätigungsfelder, und »ein Steinchen da und ein Steinchen dort«, da kann schon etwas zusammenkommen zu einer bestimmten Grundhaltung unseren Mitmenschen gegenüber. Unsere innere Haltung bestimmt unser Verhalten. Das Entscheidende ist die unbewusste innere Einstellung, mit der wir unseren Egoismen frönen, und Unbewusstheit ist, wie schon mehrmals angesprochen, die Wurzel allen Übels. Partnerschaft hat gegenseitige bzw. gemeinsame Entwicklung zum Ziel, und nirgendwo anders bestehen dafür bessere Chancen. Sie als Einbahnstraße für unsere Egoismen zu missbrauchen bzw. zu verschwenden, führt auf Dauer gesehen zum Scheitern auf irgendeiner Ebene unseres Lebens.

Wenn nun das Tierkreiszeichen Krebs in einem Horoskop betont ist – was auch bei mir der Fall ist, wodurch ich diese Neigung gut kenne – ist es angebracht, das alles nicht aus dem Auge zu verlieren, aber nicht im Sinne des »Ursachendenkens«; nicht: »weil > darum«. Es dürfte nicht Allgemeinwissen sein, dass wir, egal ob wir es kennen oder nicht, mehr oder weniger bewusst oder unbewusst, unser eigenes Horoskop tagtäglich leben.

Alles in unserem Kosmos untersteht den zwölf archetypischen Urprinzipien bzw. deren Mischungen untereinander. Das heißt aber nicht, dass jeder Mensch sich mit Astrologie beschäftigen muss; wichtig ist nur, dass wir unserer Berufung, unserer Bestimmung folgen. Auf welche Weise wir diese Berufung finden ist gleichgültig; ob wir sie intuitiv spüren oder sonstwie erkennen. Hauptsache ist, wir finden sie und verwirklichen, d. h. leben sie!

Anlage + Zeit = Schicksal! Das bedeutet, wenn unsere Anlagen,

Talente und Fähigkeiten, also unser inneres Vermögen auf eine Zeitachse abgetragen wird, auf unsere Lebenszeit also, so ergibt das unser Schicksal. »Salus« – »das Heil«, ist das, was uns zum Heil – unserer Seele – geschickt wird. Das hat mit Gesetzmäßigkeit zu tun und nicht mit »Zufall«. Es ist auch nicht blindes Fatum, weil wir einen großen Spielraum in Bezug auf die Mitgestaltung unseres Schicksals haben. Diesen Spielraum sollten wir bewusst ausschöpfen, indem wir unser Angelegtsein zur Entfaltung bringen.

Der Gelähmte im Gleichnis hat die Aufforderung Jesu »Steh auf, nimm deine Bahre und geh!« verstanden und wurde dadurch geheilt.

Unser Spielraum besteht darin, wie wir mit unseren Anlagen und Talenten umgehen.

Die Anlage ist festgelegt, der Umgang mit ihr ist frei.

Dieser Umstand klärt auch viele Missverständnisse die Astrologie betreffend. Viele meinen, dann wäre ja sowieso schon alles vorherbestimmt. Das stimmt nur in Bezug auf unsere seelische Prägung, auf unser Angelegtsein. Diese Prägung geschieht mit dem Eintritt in die polare Welt, sprich mit dem Einsetzen der Atmung. Einatmen – Ausatmen ist somit die erste Erfahrung von Polarität. Zeugung und Geburt korrelieren miteinander. Wie wir mit dieser Prägung umgehen, steht uns frei, es hat nur diesem Umgang gemäß entsprechende gesetzmäßige Konsequenzen.

»Wie an dem Tag, der dich der Welt verliehen,
die Sonne stand zum Gruße der Planeten,
bist alsobald und fort und fort gediehen,
nach dem Gesetz, wonach du angetreten.
So mußt du sein, du kannst dir nicht entfliehen,
so sagten schon Sybillen, so Propheten,
und keine Zeit und keine Macht zerstückelt geprägte Form,
die lebend sich entwickelt.«
J. W. von Goethe, orphische Urworte

Das Gleichnis von den Talenten

Um den engen Zusammenhang zwischen Krankheit, Heilung und Berufung zu unterstreichen, will ich eine Geschichte aus dem Neuen Testament anführen, die diesen Zusammenhang in ähnlicher, d. h. analoger Weise zur Sprache bringt; es ist das »Gleichnis von den Talenten« bzw. das »Gleichnis vom anvertrauten Geld«.

»Es ist wie mit einem Mann, der auf Reisen ging. Er rief seine Diener und vertraute ihnen sein Vermögen an. Dem einen gab er fünf Talente Silbergeld, einem anderen zwei, wieder einem anderen eines, jedem nach seinen Fähigkeiten. Dann reiste er ab. Sofort begann der Diener, der fünf Talente erhalten hatte, mit ihnen zu wirtschaften, und er gewann noch fünf dazu. Ebenso gewann der, der zwei erhalten hatte, noch zwei dazu. Der aber, der das eine Talent erhalten hatte, ging und grub ein Loch in die Erde und versteckte das Geld seines Herrn. Nach langer Zeit kehrte der Herr zurück, um von den Dienern Rechenschaft zu verlangen.

Da kam der, der die fünf Talente erhalten hatte, brachte fünf weitere und sagte: Herr, fünf Talente hast du mir gegeben; sieh her, ich habe noch fünf dazugewonnen. Sein Herr sagte zu ihm: Sehr gut, du bist ein tüchtiger und treuer Diener. Du bist im Kleinen ein treuer Verwalter gewesen, ich will dir eine große Aufgabe übertragen. Komm, nimm teil an der Freude deines Herrn!

Dann kam der Diener, der zwei Talente erhalten hatte, und sagte: Herr, du hast mir zwei Talente gegeben; sieh her, ich habe noch zwei dazugewonnen.

Sein Herr sagte zu ihm: Sehr gut, du bist ein tüchtiger und treuer Diener. Du bist im Kleinen ein treuer Verwalter gewesen, ich will dir eine große Aufgabe übertragen. Komm, nimm teil an der Freude deines Herrn!

Zuletzt kam auch der Diener, der das eine Talent erhalten hatte, und sagte: Herr, ich wusste, daß du ein strenger Mann bist; du erntest, wo du nicht gesät hast, und sammelst, wo du nicht ausgestreut hast; weil ich Angst hatte, habe ich dein Geld in der Erde versteckt. Hier hast du es wieder. Sein Herr antwortete ihm: Du bist ein schlechter und fauler Diener! Du hast doch gewusst, dass ich ernte, wo ich nicht gesät habe, und sammle, wo ich nicht ausgestreut habe. Hättest du mein Geld wenigstens auf die Bank gebracht, dann hätte ich es bei meiner Rückkehr mit Zinsen zurückerhalten. Darum nehmt ihm das Talent weg und gebt es dem, der die zehn Talente hat! Denn wer hat, dem wird gegeben, und er wird im Überfluss haben; wer aber nicht hat, dem wird auch noch weggenommen, was er hat. Werft den nichtsnutzigen Diener hinaus in die äußerste Finsternis! Dort wird er heulen und mit den Zähnen knirschen.« (Matth. 25, 14-30)

Das hört sich aber gar nicht sozial oder nach Solidarität an, im Gegenteil! Wir sind es gewohnt, dem, der nicht hat, zu geben. In diesem biblischen Gleichnis wird dem gegeben, der hat, und das im Überfluss! Was stimmt denn nun? Stimmt die (über)soziale Einstellung unseres Wohlfahrtstaates oder die im krassen Gegensatz dazu stehende Aussage im Neuen Testament?

Offensichtlich will dieses Gleichnis von den Talenten aufzeigen, dass der, der mit seinen Anlagen und Talenten wuchert, d. h., der sie lebt und damit seinen individuellen Beitrag zum Ganzen leistet, vom Schicksal belohnt wird, während der, der seine Talente vergräbt, sie also nicht zum Ausdruck bringt, dafür – aus entwicklungsorientierter Perspektive betrachtet zu Recht – bestraft wird. Die Seele belohnt offensichtlich die edel klingenden Absichten des sozialen Wohlfahrtsstaates nicht, sondern vielmehr die aus eigenen Leistungen entspringenden, entwicklungsfördernden Anstrengungen des Individuums.

Solidarität mit einem Menschen für die Zeit, in der er sich in einer Krise befindet, ist ja in Ordnung und soll nicht in Frage gestellt werden. Führt diese Unterstützung aber dazu, dass er seine Anlagen und Fähigkeiten vergräbt, weil der Sozialstaat ohnehin »verpflichtet« ist, für ihn zu sorgen, dann wird sie für den Betroffenen hemmend in Bezug auf seine persönliche Entwicklung. So niedlich ist die christliche Lehre nicht. Die christliche Lehre des Jesus von Nazareth ist alles andere als niedlich. Auch ist Jesus nicht »sozial« im von uns heute verstandenen Sinne. Man sollte sich die Mühe machen, alle seine Aussagen ernst zu nehmen, und nicht nur jene, aus denen sich – wenn wir sie isoliert und einseitig aus dem Blickwinkel des Sozialstaates betrachten – »Nächstenliebe« als Einbahnstraße für Sozialschmarotzer ableiten ließe.

Um Missverständnissen vorzubeugen: Das bedeutet nicht, dass wir vorübergehend in Not geratene Menschen nicht unterstützen sollten, sondern es geht darum, aufzuzeigen, wohin eine übersoziale Einstellung führen kann.

Jesus als linken Sozialprediger hinzustellen, geht an der harten Realität des Lebens in der polaren Welt vorbei. Er war und ist es nicht! Der Sozialstaat ist diesem falsch verstandenen »Idealbild« mit all seinen entwicklungshemmenden Konsequenzen gefolgt, womit wieder nichts gegen den Sozialstaat an sich gesagt sein soll, aber es geht, wie überall, um das rechte Maß.

Jesus wusste wie keiner von uns von der Realität der polaren Welt und er wurde nicht müde, den Versucher anzuprangern und zu entlarven, den Diabolos, den Spalter, d. h. die Schlange des Paradieses, die zwar nicht gelogen hat, aber einen wesentlichen Teil der Konsequenzen mit Absicht verschwiegen hat. Jene Folgen nämlich, die das Essen vom Baum der Erkenntnis mit sich bringen wird. Vielleicht hätten Adam und Eva sonst auf diesen »sauren Apfel« verzichtet, auch wenn es für die Evolution des menschlichen Bewusstseins nicht vermeidbar war und ist. Es ist das Unterpfand der Freiheit und der Würde des Menschen.

Die Kirche hat aus der unvermeidlichen Sonderung von der göttlichen Einheit um der Erkenntnis willen einen Sündenbegriff eingeführt, an dem wir heute noch leiden, weil Sünde nichts mit Moral, sondern eben mit dieser Sonderung zu tun hat. Es hört sich alles so einfach an, die Sache von der Sündenvermeidung. Doch so hat Jesus es offensichtlich nicht gemeint mit der »Sünde«.

»Liebe deinen Nächsten, wie dich selbst«, steht geschrieben, aber nicht »Liebe deinen Nächsten ohne dich selbst«. Wir können den Nächsten nur lieben, wenn wir uns selbst lieben, aber selbst können wir uns nur lieben, wenn wir uns so annehmen, wie wir sind, mit allen Fähigkeiten, Fehlern und Schwächen. Diese Fähigkeiten, Fehler und Schwächen gilt es im Sinne von Selbsterkenntnis zu entdecken, bewusst zu machen und uns mit ihnen auszusöhnen, nicht sie zu bekämpfen, um sie heilen zu können.

Dem uns im Bewusstsein fehlenden Teil begegnen wir im außen so lange, bis wir ihn erkannt und integriert haben; dafür ist absolute Ehrlichkeit uns selbst gegenüber unentbehrlich.

Doch kommen wir zum Thema Berufung zurück. Aus den drei Gleichnissen, die uns die Bibel des Alten wie des Neuen Testaments erzählt, ist bei genügend Symbolkenntnis stimmig abzuleiten, worum es im Wesentlichen geht. Der Mensch kommt nicht zufällig in diese Welt wie ein unbeschriebenes Blatt »hereingeschneit«. Er hat in der Regel schon eine lange Reihe von Inkarnationen hinter sich und will sich in diesem Leben in den Bereichen weiterentwickeln, in denen es noch unbewusste Flecken in seinem Bewusstsein gibt. Ein anderer Sinn ist weit und breit nicht auszumachen. Man denke: »Zufällig« in irgendein Milieu hineingeboren zu werden, wenn man Pech hat vielleicht »zufällig« noch mit einer Behinderung, während ein anderer Mensch vielleicht in eine Welt hineingeboren wird, die unter dem Motto »reich und schön« steht? Das lässt sich nie und nimmer mit der hoch gepriesenen (wenn auch ordentlich missverstandenen) Güte und Gerechtigkeit Gottes vereinbaren.

Also: Gott leugnen und aus der daraus entstehenden Sinnlosigkeit von Welt und Leben verzweifeln? Wir erinnern uns, was die Zahl Zwei symbolisiert, es ist die Zahl der Polarität. Eine Alternative zur Verzweiflung an dieser Welt ist:

Nach einer tieferen Bedeutung Ausschau halten!

Ich habe mich für Letzteres entschieden. Die Gerechtigkeit Gottes ist eine andere, als der Mensch sie sich vorstellt. Gott richtet nicht, Gott wertet nicht – wie auch unsere Seele nicht wertet. Gott ist

Leben, Gott will das Leben in seiner Ganzheit. Nicht ein Leben wie wir es uns manchmal vorstellen und erträumen: nämlich eine angenehme und heile Welt ohne Leid, ohne Krankheit, ohne Tod; und wenn schon solche unliebsamen Umstände eintreten, glauben wir, sie bekämpfen und wenn möglich aus der Welt schaffen zu können. Es lässt sich nichts aus der Welt schaffen, es gibt leider keine Deponie für diese unangenehmen Zustände. Jedenfalls ist eine solche Idealvorstellung mit funktionalen Maßnahmen allein nicht zu verwirklichen. Die Welt ist eine Einheit von »Gut« und »Böse«, die subjektive Wertung des Menschen ändert daran nichts. Viele wünschen sich eine Welt ohne Krankheit und Tod, ohne Leid und Verzweiflung; das ist aus Sicht des Menschen nur zu verständlich. Aber wenn wir eines Tages erkennen müssen, dass es diese heile Welt nicht gibt, dann bleibt aus meiner Sicht – und ich habe lange Zeit gebraucht, dies in seiner ganzen Konsequenz zu begreifen und trotzdem nicht an dieser Welt zu verzweifeln – keine andere Möglichkeit, als zu versuchen, diese Welt als ein sinnvolles Ganzes zu begreifen.

Die Auseinandersetzung mit den Weisheitslehren – im Besonderen der Astrologie – hilft mir nun schon seit dreißig Jahren, diese Welt als das zu sehen, was sie ist: Ein »Kosmos«, was soviel bedeutet wie »Ordnung« und eben nicht »Zufall«!

Besonders in der Zeit meiner Krebskrankheit wurde ich mit der Härte und der Realität des Lebens konfrontiert, und daher schreibe ich dieses Buch nicht vom grünen Tisch aus, sondern ich schreibe es aus dieser Erkenntnis und dem Bedürfnis heraus, Menschen, die von einem ähnlichen Schicksal getroffen wurden, Mut zu machen, durchzuhalten bis sich diese Nebel wieder lichten. Sie lichten sich umso früher, je mehr es uns gelingt, in die Geheimnisse der Schöpfung – was ihre Gesetzmäßigkeit betrifft – einzudringen. Dazu müssen wir uns aber selbst durchringen und dürfen nicht darauf warten, dass sich die uns zur Zeit belastenden Umstände in unserem Leben von selbst in Nichts auflösen.

Es sind die Krisen unseres Lebens, die uns am schnellsten in der Suche nach dem Lebenssinn vorantreiben.

»Fallen ist keine Schande, liegen bleiben aber schon!« Hierher gehört natürlich auch der Satz Jesu: *»Steh auf, nimm deine Bahre und geh!«* (Joh. 5, 8)

Es sind nicht nur unsere körperlichen Krankheiten, die uns das Leben schwer machen, es gibt darüber hinaus auch noch psychische, seelische und geistige Krankheiten. Auch äußere Umstände, können unsere Bereitschaft zu erkranken, sei es an Krebs oder einer anderen schweren Krankheit fördern. Wenn alle Krankheiten – wie ich der Überzeugung bin – vom seelisch-geistigen Bereich ihren Ausgang nehmen, dann ist es unschwer nachvollziehbar, dass eine den ganzen Menschen betreffende Krankheit – wie der Krebs es ist – ebenso dort seine Wurzeln hat.

Aus diesem Grunde galt von allem Anfang meiner Krebserkrankung an mein primäres Streben dem Suchen nach diesen Wurzeln.

Für medizinisch interessierte Leser will ich die Art der Krebsstudie, für die mich ein Zufallsgenerator im Krankenhaus ausgewählt hat, anführen:

»Studie CPT-V-307: Eine offene, randomisierte, multizentrische Phase IIIStudie mit Irinotecan in Kombination mit einem 5FU/FA-Infusionsschema im Vergleich zu demselben 5FU/FA-Infusionsschema alleine als adjuvante Chemotherapie bei Patienten mit Stadium III Kolonkarzinom (Dickdarmtumor).

Die Behandlung erfolgt alle 2 Wochen über einen Zeitraum von 6 Monaten.

Untersuchungen: Unmittelbar vor und in regelmäßigen Abständen während der Behandlung werden folgende Untersuchungen durchgeführt: Untersuchung des allgemein körperlichen Zustandes, Blutuntersuchungen (dazu werden aus einer Armvene wöchentlich ca. 20 ml Blut entnommen), vor Beginn und nach Beendigung der Therapie bildgebende Untersuchungen (Computertomographie oder Ultraschall, Röntgen). Die bildgebenden

Meßverfahren sind auch in der Zeit ihrer Nachbeobachtung acht-mal vorgesehen.

Während der Chemotherapie und bis zu einem Jahr danach ist es möglich, dass der Körper keine oder abnormale Spermien bzw. Eizellen produziert. Sie müssen daher während dieser Zeit eine wirksame Methode zur Empfängnisverhütung anwenden, usw. usw.

Ihre Teilnahme an dieser klinischen Studie ist freiwillig. Selbstverständlich haben Sie jederzeit das Recht, ohne Angabe von Gründen aus dieser Studie wieder auszuscheiden, ohne dass Ihnen dadurch irgendwelche Nachteile entstehen.«

Von diesem Recht habe ich bewusst Gebrauch gemacht; in einem Brief an den behandelnden Oberarzt habe ich meine Entscheidung wie folgt begründet:

»Sehr geehrter Herr Oberarzt!

Nach gründlicher Überlegung bin ich zu dem Schluss gekommen, aus der Krebsstudie auszusteigen. Der Entschluss ist mir nicht leicht gefallen, aber diese oftmaligen Untersuchungen möchte ich nun aber nicht mehr weiterführen.

Ich möchte mich aber bei Ihnen und allen anderen Ärzten und Krankenschwestern, die mich betreut haben, aufrichtig für alles bedanken.

Es ist mir bewusst, dass Sie mir mit Ihren qualitativen medizinischen Eingriffen das Leben gerettet haben. Trotzdem möchte ich das bestehende Untersuchungsprogramm nicht weiterführen und den Termin 5. März 2002 damit absagen.«

Das regelmäßige Untersuchungsprogramm mit den damit verbundenen Lungenröntgen wollte ich nicht mehr über mich ergehen lassen, obwohl der Onkologe diesbezügliche Bedenken zu zerstreuen versuchte mit dem Hinweis, dass dies nicht schädlich sei. Mir war nicht mehr wohl dabei und so vollzog ich diesen Schritt bewusst!

Mir war auch klar, dass Untersuchungen nicht heilen können, sondern allein der Vorsorge, aber nicht unbedingt der geforderten Vorbeugung dienen. Ich habe mich stattdessen zur selben Zeit in eine Reinkarnationstherapie mit begleitendem Heilfasten begeben.

Keineswegs möchte ich irgendjemand von der Krankheit Krebs Betroffenen dazu ermutigen oder auch nur nahe legen, es mir gleich zu tun! Das war meine persönliche, bewusste Entscheidung! Jeder Mensch muss für sich selbst entscheiden und seine Entscheidungen auch selbst verantworten!

Neurose – »Krebs der Psyche«

In meinem Buch »Die Kehrseite der Medaille« habe ich zum Thema Psychologie und Psychotherapie die Neurosen beschrieben, und ich meine, man kann die Neurose durchaus als »Krebs der Psyche« bezeichnen. Sowohl der Krebs als auch die Neurose tragen etwas Zersetzendes in sich. Wir haben es hier zwar nicht mit Krebszellen wie im Körper zu tun, aber mit ähnlichen Zusammenhängen und Hintergründen. Auch der Neurotiker neigt zu unbewusstem Egoismus wie analog die Krebszelle.

Auch der Arzt und Psychotherapeut Dr. Rüdiger Dahlke spricht im Zusammenhang mit Krebs einen unbewussten Egoismus an, der – wie angedeutet – auch bei der Neurose auszumachen ist.

Ein Mensch gerät in die Neurose, weil er sich aus Angst nicht dem Leben stellen will – und es so einfach auch nicht kann. Er kümmert sich nicht um seine Berufung, weil er von der Wichtigkeit dieses Themas vielleicht nichts oder noch nichts weiß. Es ist die Angst, die ihn davon abhält, sein Leben aktiv in die Hand zu nehmen, weil er vielleicht das damit verbundene Risiko nicht eingehen will. »Leben ist lebensgefährlich«, sagt ein bekanntes Sprichwort, und das ist es in der Tat! »Wer sein Leben liebt, der wird es verlieren« (Joh. 12, 25), sagt Jesus.

Wenn ich ehrlich bin, dann kann ich mich auch in diesem »Krankheitsbild« wieder finden. Wenn man sich zu irgendeiner Zeit seines Lebens in ähnlichen Situationen befunden hat, dann hat man auch den Blick dafür entwickelt, wo Neurose am Werk ist.

Ein großer Irrtum in weiten Teilen unserer Gesellschaft besteht darin, nicht zu sehen, dass der so genannte »Normale« in Wirklichkeit schon von der Neurose befallen ist. Neurose ist ein Hilfsbegriff der Psychologie, der ein Verhalten charakterisiert, das vom so genannten »normalen« Verhalten auffällig abweicht. Es ist die Hybris des wissenschaftsgläubigen Menschen von heute zu glauben, dass »Normalität« – wobei darüber hinaus ohnehin niemand weiß, niemand wissen kann, was normal ist – ein Zustand sei, der unbedingt anzustreben wäre. Oft ist das, was wir in unserer neurotischen Gesellschaft als »normal« bezeichnen ein Verhalten, das sich nach konventionellen Normen und entsprechenden Verhaltensweisen ausrichtet. Doch gerade dieses als »normal« angesehene Verhalten des »Otto Normalverbrauchers« ist gerade neurotisch, weil es sich nach allgemein anerkannten Verhaltensweisen der Masse ausrichtet; und diese sind zwar sehr »normal«, aber manchmal eben sehr neurotisch.

Diese Feststellungen mögen die so genannten »Normalen« in unserer Gesellschaft vielleicht erschrecken, aber nichts desto weniger beruhen sie auf Einsichten; Einsichten, die man gewinnt, wenn man beginnt, diese fadenscheinige Moral zu durchschauen. Es sind in Wirklichkeit Verhaltensweisen, die nur deshalb als normal gepriesen werden, weil deren Verfechter oft selbst an ihren Neurosen leiden und sich durch den Begriff der Normalität in ihren Neurosen bestätigt fühlen wollen.

Also: Was ist normal? Doch nur ein Verhalten, das sich nach allgemeingültigen, aber oft lebensfeindlichen Normen ausrichtet und orientiert. Das Leben selbst kennt kein »normal«; das Leben will sich nach archetypischen Gesetzmäßigkeiten ausrichten – so wie es der Mythos beschreibt; will gelebt werden und sich nicht nach irgendwelchen neurotischen Verhaltenskodizes orientieren.

Der bekannte Schicksalsforscher, Psychologe und Astrologe Hermann Meyer unterscheidet daher zu Recht zwischen der ersten Natur des Menschen – die in seinem Geburtshoroskop symbolisch verschlüsselt aufgezeichnet ist und der so genannten zweiten Natur des Menschen, die von allgemeingültigen Konventionen, Normen und Regeln gelenkt wird. Diese wird über die erste Natur gestülpt. Das ist der Inbegriff der »Kollektivneurose«, wie sie Hermann Meyer definiert.

Diese zweite Natur, die eine neurotische ist, wird mit der Zeit zur Quelle vieler Krankheiten, weil die Seele des Menschen keine Normen und künstlich aufgestellte Verhaltensregeln kennt. Sie will nur, dass der Mensch sich nach seiner angelegten ersten Natur, seinem Geburtshoroskop, seinen Talenten entsprechend entwickelt. Diese erste Natur widerspricht natürlich in vielen Bereichen den künstlich aufgestellten Normen unserer Gesellschaft, wobei diese sowohl zeitlich als auch kulturell begrenzt und somit sowohl zu anderen Zeiten als auch oft in anderen Kulturkreisen weder gültig noch angemessen sind. Wenn wir uns nun vorwiegend nach diesen Regeln und Gesetzen ausrichten und ihnen unreflektiert folgen, dann ist es naheliegend, dass wir unsere erste Natur verbiegen und verstümmeln, nur um als »normal« zu gelten.

»Leben ist lebensgefährlich«, das stimmt, und so hat sich der Mensch – sehr oft v.a. der wissenschaftsgläubige Mensch – auf künstliche Normen und Regeln reduzieren lassen, um möglichst wenig mit der so genannten »normalen« Gesellschaft in Konflikt zu geraten. Das aber ist das Kennzeichen der »Kollektivneurose« – wie sie Hermann Meyer nennt – , und diese reduziert den Menschen auf ein allgemein gültiges, künstlich vereinbartes Maß, das keinerlei Deckung von der Seite des Lebens an sich erfährt, weil es widernatürlich, weil es neurotisch ist.

So gibt es keinen Grund, sich seiner Neurose zu schämen; auch ich tue es heute im Nachhinein nicht mehr. Lange Zeit meines Lebens habe ich vergeblich versucht, mich an die gesellschaftlichen Normen, Gebote und Verbote anzupassen, das Leben hat mich für diese Anstrengungen aber nicht belohnt. Die Neurose ist letztlich ein untauglicher Versuch, mit dem Leben in der Polarität einigermaßen zurecht zu kommen.

Vielmehr habe ich erkannt, dass nur die Kenntnis der Gesetzmäßigkeiten des Lebens – allen voran das »Gesetz der Polarität« und nicht minder wichtig das »Gesetz der Resonanz« – geeignet sind, Schritt für Schritt alle neurotischen Ängste und die daraus entspringenden neurotischen Verhaltensweisen aufzulösen und zu überwinden.

Der Neurotiker hat schon mehr von der Wirklichkeit begriffen, er hat sie lediglich noch nicht bewältigen können; der so genannte »Normale« will sich von vornherein nicht mit der Wirklichkeit konfrontieren. Er zieht es vor, sich hinter den Verhaltensweisen der Masse zu verstecken, um auf diese Weise wenigstens ein anerkanntes Ersatzleben führen zu können.

Von dieser Versuchung ist niemand ausgenommen. So wird oft die krankhafte Norm zur angestrebten »Normalität« hochstilisiert. In weiterer Folge führt das zur oben schon angesprochenen »Normopathie«, die auf lange Sicht krebsfördernd ist. Kein Mensch entgeht dieser Auseinandersetzung und in der Folge der entsprechenden Entscheidung: »normal« sein zu wollen, oder mehr ER selbst zu sein!

Der Neurotiker »lebt« ein Ersatzleben, aber kein wirkliches Leben. Er lebt gegen seine in ihm angelegte Struktur. Eingezwängt zwischen den verschiedensten neurotischen Ängsten und dem Bestreben, »normal« sein zu wollen, lebt der neurotische Mensch also ein ärmliches Ersatzleben, das wenigstens die Billigung der Masse genießt, sonst aber nichts.

Kein »Gott« verlangt vom Menschen ein auf »Normalität« reduziertes Leben, sondern vielmehr ein Leben seinen Anlagen gemäß. Die Kirchen haben versucht, den Menschen auf ein ihren neurotischen Normen angepasstes Leben zu reduzieren, der Staat versucht es noch immer, die neurotischen Mitmenschen versuchen es täglich.

Viele kriminelle Auswüchse in unserer Gesellschaft werden von dieser künstlich angestrebten Verstümmelung der ersten Natur des Menschen gespeist. Warum wird das so selten gesehen? All diese kollektiven Verirrungen der Gesellschaft sind Folge einer fehlenden Einsicht in den Mythos. Der Mythos allein und die daraus entstandene Astrologie – wie auch andere Weisheitslehren – wissen um die erste Natur des Menschen. In den banal klingenden Geschichten des Mythos können wir bei genügend Ehrlichkeit in Bezug auf die Natur des Menschen diese erste Natur erkennen. Darüber hinaus gilt es, sein Leben nach diesen archetypischen Strukturen auszurichten. Meist widersprechen sie den künstlich aufgestellten Normen einer Gesellschaft, was nur zu verständlich ist, weil sich diese künstlich eingeführten Richtlinien nur selten mit dem Leben an sich decken.

Das gilt im Kleinen wie im Großen!

Viele Konflikte und Kriege entstehen aus diesen, dem Leben widersprechenden, künstlich aufgestellten Normen und Gesetzen, die der Mensch nur so lange braucht, bis er die wahren, gesetzmäßigen Zusammenhänge erkennt. Dann nämlich werden diese lebensfremden Normen zum Großteil überflüssig. Doch bis dahin scheint es noch ein langer Weg zu sein. Es geht um die freiwillige Einordnung des Menschen in die gesetzmäßigen Zusammenhänge.

Die Wissenschaft kann uns – und das ist meine eigene Erfahrung – nicht aus diesem Dilemma befreien, weil sie selbst in hohem Maße zu diesem Dilemma beiträgt mit ihrem einseitigen Weltbild. So ist es unerlässlich – und das ist wiederum meine eigene Erfahrung – , uns an Weltbildern zu orientieren, die das Ganze im Blick haben. Für mich sind dies die archetypischen Weisheitslehren des Ostens wie des Westens.

Alles Erfolgs-und Machtstreben des menschlichen Egos entspringt, wenn wir ehrlich sind, dem unbewussten Streben nach Vollkommenheit und Ganzheit des Menschen. Dies ist aber auf der materiellen Ebene allein nicht zu erreichen, weil es um Vollkommenheit im Bewusstsein, in der Seele des Menschen geht.

Es ist meist ein Mangel an Selbstwert, der sich in diesem Ersatzstreben manifestiert.

Wenn wir näher hinschauen, dann verbirgt sich hinter der Angst des Neurotikers, sein Leben aktiv zu gestalten, ja überhaupt aktiv zu werden, ein vielleicht unbewusster Egoismus, der jedes Risiko scheut und der ziemlich mächtig sein kann, aber schwer auszumachen ist.

Das Denken des Neurotikers kreist primär nur um ihn selbst, er will um jeden Preis überleben. Alle Ängste lassen sich letzten Endes auf die Angst vor dem Tod zurückführen. Deshalb weicht der Neurotiker allem aus, was sein Bestreben, überleben zu wollen, in irgendeiner Weise gefährden könnte. »Überleben« alleine ist aber noch nicht »Leben«! Es muss vordergründig nicht immer die Angst vor dem Tod sein, es gibt auch andere Zu-und Umstände, die er auf alle Fälle vermeiden will, um sein bedauernswertes Leben so weiterführen zu können, wie er es kennt.

»Lieber den Spatz in der Hand, als die Taube auf dem Dach.« Lieber ein Leben auf Sparflamme als gar keines. Um diese Taube zu bekommen, müsste er ja bildlich gesprochen das Risiko eines Absturzes in Kauf nehmen. Für diese Taube kann man nun alles einsetzen, was zu erlangen schön wäre, wenn, ja wenn es ohne Risiko, ohne einen Preis dafür zahlen zu müssen, zu haben wäre.

Der Spatz in der Hand, der ist ihm vertraut, damit weiß er umzugehen.

»Neurose ist ein Zerwürfnis mit Gott«, hat ein weiser Kenner – der deutsche Philosoph und Schriftsteller Hans Blüher – es einmal formuliert; und das ist es in der Tat! Es ist ein Mangel an Kenntnis der gesetzmäßigen Zusammenhänge in der Welt und unseres Lebens in ihr.

Immer reduziert sich alle Angst des Menschen auf diesen Mangel.

In dem Maße, in dem uns diese Zusammenhänge bewusst werden, in dem Maße können wir in kleinen Schritten loslassen von aller Kontrolle, Sicherheit, Überschaubarkeit und damit von unserer Angst. Und eben diese Angst ist ein wesentliches Element der Neurose. Das Entstehen von Neurosen ist völlig verständlich vor dem Hintergrund der menschlichen Existenz in der polaren Welt.

Die natürliche Reaktion des Menschen ist es, sich vor allem zu schützen, was seine Sicherheit, seine Gesundheit, sein vertrautes Leben bedroht. Wir haben ja vorerst dieser Ausgeliefertheit nichts entgegenzusetzen, als Vorkehrungen zu treffen, die uns, soweit wie möglich vor realen oder eingebildeten Bedrohungen bewahren könnten. Hier kommt der »Zufall« als ein erschwerendes Kriterium hinzu, weil er geeignet ist, unser Empfinden der Ausgeliefertheit noch zu verstärken. Was bleibt uns denn anderes übrig, als vorkehrende Maßnahmen zu ergreifen, die uns als geeignet erscheinen, alles Gefürchtete abzuwenden?

Es ist unterm Strich »Sisyphosarbeit«, weil wir – wie uns das Leben lehrt – bei aller Anstrengung genau das nicht ausschließen können, was wir am meisten fürchten!

Diese Ängste nützen die Versicherungen und machen gute Geschäfte damit. Die Versicherungen können uns aber nur die materiellen Verluste ersetzen – natürlich, das kann schon eine gewisse Beruhigung bringen – unsere wirklichen, existenziellen Sorgen werden wir damit aber nicht los.

So versuchen wir nach Kräften, unsere Gesundheit bzw. unser Leben soweit abzusichern, wie es uns möglich erscheint. Alle Vorsorgemedizin gehört hierher. Doch wenn wir ehrlich sind, es bleibt immer ein Restrisiko bestehen, das, je nach Angstanfälligkeit oder Angstfreiheit – dazwischen gibt es alle Abstufungen – uns größer oder kleiner erscheint. Was also können wir nun wirklich tun?

Es gibt keine Patentrezepte gegen unsere Ängste; die menschliche Existenz ist eine ausgesetzte Existenz und wurzelt letzten Endes im Metaphysischen. Es ist der Sündenfall des Menschen, es ist die Trennung von der göttlichen Einheit – um der Erkenntnis willen , die uns zu diesen »in die Welt Geworfenen« macht, wie es Heidegger ausdrückt. Kein Mensch ist davon ausgenommen, den Weg durch die Gegensätze dieser Welt gehen zu müssen mit allen Konsequenzen, die dieses Gehen mit sich bringt.

Nur wahre Religion im Sinne von Religio, also einer Rückverbindung zum Göttlichen, kann uns zum Lichte werden, um diesen Weg zu beleuchten, damit wir uns nicht in der Dunkelheit verlieren, und letztlich kenne ich – was unseren Kulturkreis betrifft – nur einen, dem ich zutraue, seine Ängste überwunden zu haben: Jesus von Nazareth, der von sich sagen konnte: »In der Welt habt ihr Angst, aber siehe, ich habe die Welt überwunden!«

Nicht durch Weltflucht, sondern nur durch das Hindurchgehen durch unsere Ängste, kommen wir weiter auf unserem. Weg. Dies wird uns in dem Maße möglich, als wir diese polare Welt als das begreifen, was sie ist: Eine Schule, ein Übungsfeld für unsere Seele, auf dem wir langsam aber stetig unser Bewusstsein erweitern können.

Was unsere Ängste betrifft, v. a. in Bezug auf ihre »Nicht-Berechtigung«, gibt es viele Gleichnisse in der Bibel. Denken wir nur an den Ausspruch Jesu, »dass uns kein Haar gekrümmt werden kann, ohne den Willen seines Vaters im Himmel« (Joh. 18, 12-27). Mit »Vater« ist offensichtlich die Gesetzmäßigkeit dieser Welt und unseres Lebens in ihr gemeint. Dass eine Gesetzmäßigkeit einen Gesetz*geber* voraussetzt ist ebenfalls logisch. Es sind einfache Bilder, aber gerade ob ihrer Einfachheit können wir oft nicht an sie glauben. Wir wollen Beweise für die Richtigkeit solcher Sätze, weil wir der irrigen Meinung sind, wenn wir den »Beweis« hätten, dann könnten wir uns darauf verlassen.

Das Tragische an diesen Schlussfolgerungen ist aber, dass es genau umgekehrt läuft. Äußere Beweise können uns niemals jene Sicherheit verschaffen, die wir so gerne hätten. Diese können wir nur durch Prozesse in unserem Inneren erlangen. Erst wenn in unserem Inneren die Gewissheit über einen Zusammenhang da ist, dann braucht es keine Beweise mehr, abgesehen davon, dass sie sowieso nicht zu bekommen sind.

Diese innere Gewissheit aber ist nur zu gewinnen aus Erfahrungen. Erfahrungen können wir nur machen, wenn wir uns auf etwas einlassen, wenn wir etwas ausprobieren. Uns auf etwas einzulassen, erfordert aber Risikobereitschaft, und je größer die Angst ist, umso weniger sind wir bereit, ein Risiko einzugehen. Hier hat der richtig verstandene Glaube seinen Platz, aber es muss ein Glaube sein, der auf Erkenntnis beruht. Hier beißt sich die berühmte Katze in den Schwanz und es entsteht ein Teufelskreis; dieser »Teufel« sitzt in uns selber. Es ist der Widersacher, der *Zweifel* in unsere Seele sät, ob die vorerst theoretisch erkannten Zusammenhänge wohl tragfähig sind oder nicht. Es ist ein *circulus vitiosus*! Niemand sehnt sich mehr nach Leben und nach Freiheit als der von Ängsten geplagte Mensch; Ängste, die ihn daran hindern, sich auf das Leben einzulassen.

Je mehr wir die angesprochenen gesetzmäßigen Zusammenhänge begreifen und das Wagnis eingehen, sie in kleinen Schritten auf ihre Tragfähigkeit hin zu überprüfen, desto mehr können wir uns eines Tages zutrauen und die Erfahrung machen, dass die gefürchteten Folgen nicht eingetreten sind.

Mit funktionalen Maßnahmen allein ist diesen Ängsten nicht beizukommen, was nicht nur für die Behandlung von Neurosen, sondern für alle unsere Ängste und Probleme gilt.

Objektiv gesehen gibt es gar keine Probleme an sich. Probleme entstehen dann, wenn unser Bewusstsein, gemessen an einer zu bewältigenden Aufgabe, nicht genügend groß ist. Probleme entstehen dann, wenn zwischen gestellter Aufgabe und unseren Fähigkeiten eine zu große Lücke klafft.

Ein Beispiel: 3 x 4 = 12, diese Logik, diese Erkenntnis steht uns erst dann zur Verfügung, wenn wir unser Bewusstsein soweit erweitert haben, dass uns dieser Zusammenhang zwingend logisch erscheint. Dafür brauchen wir aber auch keinen Beweis mehr, weil in uns die Fähigkeit ausgebildet ist, diese Schlussfolgerung nachvollziehen zu können. Das kann ein dreijähriges Kind noch nicht. Da hilft auch kein noch so überzeugender Beweis von außen. Wir können bei aller Liebe und allem Bemühen dem Kind keinen Beweis für die Richtigkeit dieser Rechnung liefern.

Erst wenn das Kind durch geduldiges Üben an kleinen Zahlenbeispielen selbst die Zusammenhänge begriffen hat, wenn es das Prinzip des Multiplizierens integriert hat, erst dann kann es diesen Zusammenhang begreifen und langsam auch mit viel komplizierteren Rechenaufgaben umgehen lernen und damit die Problemhaftigkeit, die bisher mit Multiplizieren verbunden war, herausnehmen. Warum ich das so aufwändig schildere, ist leicht einzusehen, wenn uns klar wird, dass diese Zusammenhänge grundsätzlich für alle unsere »Probleme« gelten.

Multiplizieren ist ein gesetzmäßiger Vorgang und kein zufälliger. Wenn ich diese Gesetzmäßigkeit einmal durchschaut habe, dann kann ich mich auch an größere Multiplikationen heranwagen. Der Vorgang ist überall derselbe.

Natürlich hat es keinen Sinn, diesen Lernvorgang mit einer Aufgabenstellung von z. B. 2529 x 3687 = ? zu beginnen. Die Voraussetzung dafür, auch diese Rechenaufgabe lösen zu können, ist Üben; Üben an kleineren Aufgaben, d. h. Problemen. Ob wir die Gesetzmäßigkeit des Multiplizierens, des Dividierens, des Addierens oder des Subtrahierens heranziehen, ist austauschbar. Es geht überall um das Durchschauen von Zusammenhängen, weil wir in einem Kosmos leben, was Ordnung meint und nicht in einem willkürlichen, dem Zufall überlassenen Chaos. So ist es analog mit all unseren Problemen. Mit dem Üben wächst das Vertrauen, anstehende Aufgaben, Schwierigkeiten und Ängste bewältigen zu können. Nicht nur das Prinzip des Multiplizierens unterliegt bestimmten Gesetzmäßigkeiten, sondern unser gesamtes Leben in dieser polaren Welt.

Allen voran gilt das Gesetz der Polarität und nicht minder wichtig das Gesetz der Resonanz.

Weitere Gesetzmäßigkeiten lassen sich mit dem bekannten »Tat vam asi« ausdrücken, was heißt: »Du bist das und das bist Du«, d. h. der Betrachter spiegelt sich in allem und alles spiegelt sich in ihm.

Im Teil ist das Ganze enthalten, eine weitere Gesetzmäßigkeit, formuliert mit den Worten »Pars pro toto« lässt sich auch am menschlichen Körper finden. In jeder einzelnen Körperzelle ist die Information über den ganzen Menschen enthalten. Nachdem alles, was wir sehen, dem Gesetz der Schwingung unterliegt, dem Gesetz der Resonanz, ist unschwer nachvollziehbar, dass es ohne diese Gesetzmäßigkeit unsere gesamte Medienwelt von Radio und Fernsehen, vom Telefon bis zum Internet usw. nicht geben würde.

Vielleicht weniger bekannt ist die Tatsache, dass die Gesetzmäßigkeit der Resonanz auch für den seelischen wie den geistigen Bereich gültig ist.

Die Wahrnehmungsfähigkeit des Menschen ist auf Basis des Resonanzgesetzes auf einen kleinen Ausschnitt der Wirklichkeit beschränkt; auf eine mittlere Dimension. Die Welt des Kleinsten wie die des Größten können wir nur mit technischen Hilfsmitteln wie Mikroskop und Teleskop betrachten. Andere Lebewesen nehmen andere Frequenzbereiche wahr, die wiederum dem Menschen nicht zugänglich sind.

Ausgangspunkt unserer Erscheinungswelt ist die Mitte – auch die Urknalltheorie geht davon aus – indem sie besagt, dass sich das ganze Universum aus einem Punkt ohne Ort und ohne Dimension heraus entfaltet hat, sozusagen explodiert ist, und sich unentwegt weiter ausdehnt, wobei die im Nachhinein zu beobachtende Gesetzmäßigkeit des Kosmos auch nach Ansicht der Wissenschaft schon im Urknall enthalten war.

Wir können die beiden Grundgesetze der Schöpfung »Polarität« und »Resonanz« natürlich noch auffächern und weitere Gesetzmäßigkeiten formulieren und beispielsweise vom »Gesetz des Ausgleichs« sprechen, das im gesamten Universum im Großen wie im Kleinen wirksam ist. Auch in unserer Seele ist dieses Gesetz wirksam, weil Ungleichgewicht auf Dauer nicht bestehen kann; nirgends.

Auch die Gesetzmäßigkeit des Rhythmus ist nicht nur am Atem zu erkennen – einatmen und ausatmen – diese Gesetzmäßigkeit können wir in der gesamten Erscheinungswelt vorfinden. Tag und Nacht, wachen und schlafen, im Rhythmus der Mondphasen wie auch in dem der Jahreszeiten usw.; auch im großen Rhythmus von Leben und Tod, von Tod und Leben.

Wir können von einer Gesetzmäßigkeit sprechen im Zusammenhang mit unseren Verdrängungen, weil alles Verdrängte uns irgendwann wieder begegnet, wenn auch oft in einer anderen Form, in symbolischer Verkleidung, aber inhaltlich einem oder mehreren verdrängten Urprinzipien entsprechend, sodass es manchmal gar nicht leicht ist, das verdrängte Prinzip auf Anhieb wiederzuerkennen.

Die Gesetzmäßigkeit von Inhalt und Form ist vielleicht auch nicht so bekannt, wie es seiner Wichtigkeit wegen aber bekannt sein sollte. Inhalt und Form entsprechen sich gesetzmäßig, im Symbol sind beide verbunden. Nur über Symbole hat der Mensch Zugang zur metaphysischen Seite der Wirklichkeit, daher spielen seit eh und je Symbole bei Ritualen eine wesentliche Rolle.

Auch dass wir uns entwickeln, folgt einer Gesetzmäßigkeit, was wir auch im Großen an der recht verstandenen Evolution erkennen können.

Das Gesetz von Ursache und Wirkung, das der Osten Karma nennt, bedeutet, dass jede Handlung, die der Mensch setzt, wieder ausgeglichen werden muss, damit dadurch Gleichgewicht geschaffen wird.

Wir können von einer Gesetzmäßigkeit der Bestätigung sprechen, womit gemeint ist, dass sich unsere inneren Einstellungen im außen bestätigen. Wenn ich selbst innerlich von einem bestimmten Zusammenhang nicht wirklich überzeugt bin, sondern daran zweifle, dann kann ich davon ausgehen, dass ich in dieser inneren Einstellung im außen bestätigt werde, dass ich in meinen halbherzigen Überzeugungen auch von meinen Mitmenschen angezweifelt werde.

Auch die Gesetzmäßigkeit des Projektionsgeschehens können wir nicht leugnen. Sie beruht letztlich auf dem Resonanzgesetz, weil wir auf dieser Basis mit entsprechenden Ereignissen oder Menschen im außen verbunden werden.

Die Grundgesetze dieser Schöpfung sind also Polarität und Resonanz, und je besser wir diese Gesetzmäßigkeit verstehen lernen,
um so mehr bekommen wir ein Verständnis dafür, dass die Welt
so ist, wie sie ist.

Wenn wir, was unsere Berufung und Bestimmung betrifft, den Anspruch erheben, das Schicksal müsse uns die für unsere Berufung
notwendigen Gelegenheiten liefern, weil wir selbst zu bequem
bzw. zu passiv sind, dann können wir unter Umständen lange auf
eine passende Gelegenheit warten; wahrscheinlich wird sie sich
mit einer solchen Haltung eher überhaupt nicht einstellen.

Wenn wir eine Gelegenheit nur dann ergreifen, wenn uns der
Erfolg garantiert wird, so werden wir unser Ziel nie erreichen. Das
wäre vergleichbar – um ein Bild aus dem schulischen Bereich zu
gebrauchen – mit der Einstellung: »Ich schreibe einen Aufsatz
oder eine Schularbeit nur dann, wenn mir garantiert wird, dass
ich eine Eins auf diese Arbeit bekomme«. So läuft das Leben aber
nicht, sondern es läuft genau umgekehrt! Die Voraussetzung,
eine Eins zu bekommen, besteht darin, diesen Aufsatz vorerst zu
schreiben, ohne Garantie auf eine gute Note. Ein Aufsatz muss
zuerst geschrieben werden, bevor er benotet werden kann.

Gerade der neurotische Mensch möchte immer Garantien,
und weil diese nicht zu bekommen sind, lässt er das meiste von
vornherein bleiben und versinkt in die Passivität. Das Leben aber
beinhaltet dieses Risiko und ohne Risikobereitschaft bleiben alle
Möglichkeiten ungenützt.

»Ohne Fleiß, kein Preis«, besagt genau dies; vor den Preis hat
der Fleiß zu treten.

Das »Zuhause Bleiben«, wie es im Gleichnis vom verlorenen Sohn
geschildert wird, bringt keine Belohnung, sondern Enttäuschung
über die angebliche Ungerechtigkeit des Schicksals, weil es den
anderen belohnt, der sich dem Leben gestellt hat, auch wenn er
dem äußeren Anschein nach gescheitert ist.

Es steht uns nicht zu, Bedingungen an das Leben zu stellen,

sondern wir sind aufgefordert, es zu leben im Sinne unserer Anlagen, weil wir sie nur dafür bekommen haben.

Nicht: »Erst, wenn ich selbst meine Krankheit überwunden habe, dann fühle ich mich berufen, anderen zu helfen«. Es gilt das zu geben, was wir jetzt schon haben, auch wenn es unserer Meinung nach noch zu wenig ist. Das kann für den, der noch weniger hat als wir, schon eine große Hilfe sein und auch uns selber helfen; wir wachsen an unseren Aufgaben.

Das Leben folgt archetypischen Gesetzmäßigkeiten, unsere eigenen individuellen Ängste ebenfalls. Sie mit Drogen der verschiedensten Art zu betäuben, führt nur in die Abhängigkeit; sie bewirken keine Heilung, sondern führen in die Sucht.

Auch ich habe mich vorerst von Beruhigungstabletten einlullen und betäuben lassen, bis ich von ihnen abhängig war. Die Überwindung dieser Abhängigkeit ist mir nur in dem Maße gelungen, als ich erkannt habe, dass chemische, also materielle Substanzen auf Dauer keine Lösung sind; nicht sein können. Die wahren Lösungen liegen hinter der materiellen Welt, liegen im geistigen Bereich.

Nur wenn es uns gelingt, in unserem Bewusstsein die entsprechenden Defizite aufzufüllen – was eine mühsame Arbeit ist – kann Heilung geschehen. Der Stoff macht abhängig und führt zu immer mehr vom Gleichen.

Wieder ist aus meiner Erfahrung die Kenntnis der gesetzmäßigen Zusammenhänge unseres Lebens in dieser Welt der einzige Ausweg, der zu einer dauerhaften Heilung führen kann, womit ich niemandem das Recht absprechen möchte, es auf anderem Wege zu versuchen. Heilung kann nur geschehen, wenn wir das finden, was wir unbewusst in unseren Süchten suchen. Sucht und Suche sind nur die beiden Seiten ein und derselben Medaille.

Angst macht magnetisch, d. h. unsere Ängste ziehen das, was wir fürchten eher an, als es zu verhindern. Ein reines »Überleben« in Angst aber ist kein wirkliches »Leben«, und gerade unsere Zeit ist sehr stark auf das Überleben ausgerichtet, was sich in letzter Konsequenz in der weit verbreiteten Angst vor dem Tod zeigt.

Wir haben uns eine Medizin eingerichtet, die das Thema »Vorbeugung« stark in den Vordergrund stellt, wobei das, was wir heute unter Vorbeugung verstehen, in Wahrheit eine Vorsorge ist. Vorbeugung beinhaltet das Wort »beugen«. Ja, wem oder vor was sollen wir uns denn beugen?

Mit diesem Wort haben wir so unsere Schwierigkeiten. Wer beugt sich denn schon gerne einem Menschen, einem Umstand, einer Krankheit? Dabei meint diese Vorbeugung in erster Linie, dass wir uns unserer eigenen Bestimmung, unserem Angelegtsein beugen sollen; religiös ausgedrückt, uns dem beugen sollen, wie Gott uns gemeint hat; dem was sich unsere Seele für dieses Leben zum Ziel unserer Entwicklung gesetzt hat.

Wenn wir ehrlich sind, wir reden zwar sehr viel über die Seele – viele meinen damit auch die Psyche, was aber nicht die Seele ist – aber so recht glauben an eine unsterbliche Seele tun wir – von Ausnahmen einmal abgesehen, – nicht.

Dazu kurz zur Klärung der beiden Begriffe »Psyche« und »Seele«: Die Psyche ist ein »Eliminat« der Seele, ein »Ausfluss« der Seele, der aber sterblich ist, im Unterschied zur Seele an sich, die unsterblich ist, wie uns die Bibel versichert. Man kann sie nicht sehen, nicht messen, im Körper nicht finden. Von dem berühmten Pathologen Rudolf Virchow ist folgender Ausspruch überliefert: »Ich habe schon so viele Körper aufgeschnitten, aber noch nie eine Seele darin gefunden.«

Wie dem auch sei, beweisen im wissenschaftlichen Sinne können wir die Seele nicht; es bedarf vielmehr eines bestimmten Glaubens, einer bestimmten Überzeugung, dass diese Seele wirklich in uns wohnt. Doch mit dem Glauben ist es so eine Sache, »glauben heißt nichts wissen«, sagen die Leute.

Wenn ich hier vom Glauben spreche, dann meine ich damit einen Glauben, der an Erkenntnis gebunden sein muss, wenn er tragfähig sein soll. Das haben schon der große Kirchenvater Origenes sowie sein Lehrer Clemens von Alexandria betont: »Durchdrungen von der Einsicht, die Origenes mit seinem Vorgänger Clemens teilt, dass der Glaube erst durch die christliche Gnosis zu seiner Vollendung gelange, bekräftigt er sein eigenes Verständnis von Theologie.«

Wir kommen, wenn wir ehrlich sind, beim Thema Krebs nicht wirklich an den damit verbundenen metaphysischen Fragen vorbei. Das mag jeder sehen und halten wie er will. Die Krankheit Krebs ist eine den ganzen Menschen betreffende Erkrankung, und dabei kommen zwangsläufig existenzielle Fragen zum Thema Tod ins Spiel. Gibt es ein Leben nach dem Tod oder ist dann alles aus? Die Religionen versichern uns zwar ein Leben nach dem Tod – jede Religion auf ihre Art und Weise – , aber beweisen können wir diese Versicherungen nicht.

Viele Ängste, Neurosen und Depressionen wurzeln im Nichtwissen über die gesetzmäßigen Zusammenhänge dieser Welt und unseres Lebens in ihr.

In seinem Buch »Traktat über die Heilkunde«, schreibt Hans Blüher, das Enfant terrible deutscher Philosophie:

»Diese ganze Wissenschaft, der eigentliche Stolz des 19. Jahrhunderts, ist das Wissen von einer geschaffenen Natur ohne Schöpfungsakt. Kein Stück davon, das diese Wissenschaft begreift, ist wirklich Natur, sondern ein vom Unbewussten des Zeitgeistes vorher konstruiertes Schema. In dieser Welt ist es leicht, ein Wissender zu sein: es kostet nur die angestrengte Arbeit einiger Jahrzehnte, und die Werkgerechtigkeit dieses Tuns erzwingt sich ihren vollen Lohn. Aber dieses Wissen gilt einem Gespenst.

Auf die Welt, wie sie wirklich lebt (außen und innen) ist ein anderes Wissen gemünzt, das den Schöpfungsakt einschließt, und daher auch den Finger auf die Wunde zu legen vermag. Liegt der Finger aber auf der Wunde, so liegt er auch auf der Genesung. Die Rückwanderung der Welt (außen und innen) in den Schöpfungsakt. Dieses unerlernbare Wissen wird von der Natur selber ausgegossen auf eine beschränkte Zahl (numerus clausus). Es ist inhaltlich immer ein Wissen um den Heilsvorgang, ganz gleich ob am blutenden Finger oder der zermarterten Seele.

Es ist immer religiöses Wissen [...] Die Neurosen sind verpfuschte Sakramente; wer sie heilen will, muss verwandt sein mit denen, die im Besitz der geordneten sind. Wir stehen hier kurz vor der tiefsten erreichbaren Stelle der Neurosenlehre. Plato war der Meinung – vielmehr er wusste es aus Erfahrung – , dass es außer der allgemeinen Wisserei (doxa), jenem unverbindlichen »Berichterstatten« über die irdischen Vorgänge, ein wirkliches Wissen oder ein Wissen vom Wirklichen gibt (epistême). Er hat in seinem Dialoge »Theäthet« gezeigt, dass die begriffliche Festlegung, die Definition der Erkenntnis am Widerstande der Erkenntnis selber scheitert. [...] Neurosen sind gehemmte Erkenntnis, die sich im Psychischen gleichnishaft abdrückt. Erkenntnis nicht von diesem und jenem, auch nicht Selbsterkenntnis, sondern Erkenntnis vom Wirklichen wie es Plato meint«.

[Hans Blüher: »Traktat über die Heilkunde«, S. 76-80]

Und bei demselben Autor lesen wir: »Der wirklich geheilte Neurotiker steht um den Betrag an Kraft über den andern, um den er während seiner Krankheit unter ihnen stand. Heilungen sind also niemals »Anpassungen an die bürgerliche Norm«. Bedenkt man ferner, dass alle großen Geister, von denen wir wissen, im ständigen Kampfe mit der Neurose gelebt haben, die sie siegreich bestanden, so wird der Gedanke der Griechen, der in dem armseligen gottverlassnen Neurotiker den verunglückten Bruder des Genius erkannte, nur von neuem bestätigt.

Wenn man das Leben Goethes betrachtet, so kann man sehr deutlich heraushören, dass es der Abheilungsprozeß einer großen Neurose ist. [...] Schiller fühlte sich von gleichen Banden umschlungen.«

[Hans Blüher: »Traktat über die Heilkunde«, S. 61]

Der so genannte »normale« Mensch unserer Tage wehrt sich vehement gegen solche Thesen, er will lieber am Gewohnten festhalten und in seiner »Ruhe« nicht gestört werden. Wenn dann hin und wieder das Schicksal sich bemerkbar macht, dann tritt die so oft gestellte Frage auf den Plan: »Warum lässt Gott das zu?«

Damit sind wir wieder bei der Selbstverantwortung des Menschen angelangt; diese kann uns niemand abnehmen. Die Krankheit Krebs ist eine den ganzen Menschen bedrohende und in Frage stellende Erkrankung; dabei tauchen existenzielle Fragen auf und damit auch die Frage nach dem Tod. Da es aber nicht gleichgültig ist, wie wir zu dieser Frage stehen und es für mich einen Unterschied macht, ob ich mich der weit verbreiteten Meinung vieler Menschen anschließe, die an ein Leben nach dem Tode eher nicht glauben, oder mich mit der These der Reinkarnation identifiziere, die in den östlichen Religionen offensichtlich eine Selbstverständlichkeit ist, will ich versuchen, auf dieses Thema näher einzugehen.

Reinkarnation, gibt es sie?

Im Zentrum der östlichen Religionen steht der Glaube an die Reinkarnation. Sie ist dort selbstverständlich verankert, was zeigt, dass die Art und Weise, wie an diese Fragen herangegangen wird, sich von der unseren deutlich unterscheidet. Unser Denken im Westen ist bekanntlich stark von der Naturwissenschaft geprägt, was im Osten, zumindest was den religiösen Bereich betrifft, weniger der Fall zu sein scheint. Wie die Wissenschaft über dieses Thema denkt, ist bekannt. Zufallstheorien räumen Modellen wie Reinkarnation und Karma keinen Stellenwert ein.

Ein wesentlicher Punkt bei dieser Thematik scheint mir das Phänomen »Rhythmus« zu sein, welches wir auf allen Ebenen in unserem Leben gleichermaßen erkennen können. Ob es sich um den Rhythmus des Atems, der in seiner Ganzheit aus Ein-und Ausatmen besteht, um den Rhythmus von Tag und Nacht oder um den Rhythmus des Jahres mit seinen immer wiederkehrenden Jahreszeiten, die zusammen das ganze Jahr ergeben, handelt.
Können wir uns da nicht mit Recht auch die Frage stellen, ob nicht auch unser Leben der Gesetzmäßigkeit des Rhythmus von Geburt und Tod, Tod und Wiedergeburt folgt? So abwegig ist diese Überlegung nicht, ist doch – wie wir gesehen haben – in allem, was unser Leben maßgeblich beeinflusst, das Phänomen des Rhythmus erkennbar und erlebbar.

Die Wissenschaft nimmt diese Tatsache nicht zur Kenntnis, sie denkt linear: Sie berechnet das Wirtschaftswachstum und viele andere Phänomene vorwiegend auf der Grundlage von Linearität, die es aber, wenn wir genau hinsehen, nicht wirklich gibt. Es gibt per Definition keine gerade Linie, es sieht nur so aus, aber in Wirklichkeit folgt eine Linie anderen Gesetzen und kein Geringerer als Albert Einstein hat uns gezeigt, dass selbst der Raum »gekrümmt« ist. Was wir als eine gerade Linie betrachten, ist lediglich ein kleiner Ausschnitt aus einem großen Kreis, den wir aber von unserem Standpunkt aus nicht überblicken können, und so meinen wir fälschlicher Weise, es gäbe eine gerade Linie.

Auf der Annahme von Linearität beruht auch die Statistik; jeder Mensch möge sich über die relativen Aussagen der Statistik seine eigene Meinung bilden. Wenn uns die Wetterstatistik versichert, es wäre – gemessen an der Häufigkeit von heißen und kühlen Tagen – im Mittel ein warmer oder ein kalter Sommer gewesen, so sind das Angaben, die kein Mensch wirklich erlebt hat. Wir können keine errechneten Mittelwerte erleben, sondern nur die jeweils tatsächlichen Temperaturen wahrnehmen.

Es gibt in Wirklichkeit keine Linearität, sondern Rhythmen bestimmen unser Leben.

Ausgerechnet unser menschliches Leben sollte die einzige Ausnahme von dieser überall beobachtbaren Gesetzmäßigkeit des Rhythmus bilden? Eigentlich eine ziemlich unlogische Annahme. Leben und Tod, Tod und Leben, sind ein sehr großer, nicht so leicht überschaubarer Rhythmus wie z. B. Einatmen und Ausatmen, Tag und Nacht usw., aber auch dieser große Rhythmus muss denselben Gesetzmäßigkeiten folgen, wie jene Rhythmen, die für uns überschaubar sind. Der Unterschied liegt nur in der Dimension.

Das Neue Testament kennt das Phänomen der Wiedergeburt, auch wenn es nicht namentlich so genannt wird. Was sollte sonst mit so manchen Textstellen der Bibel gemeint sein, als die selbstverständliche Annahme der Reinkarnation?

In Matthäus 16, 13 heißt es: »Als Jesus in das Gebiet von Cäsarea Philippi kam, fragte er seine Jünger: Für wen halten die Leute den Menschensohn? Sie sagten: Die einen für Johannes den Täufer, andere für Elija, wieder andere für Jeremia oder sonst einen Propheten.«

In Markus 8, 27 heißt es: »Jesus ging mit seinen Jüngern in die Dörfer bei Cäsarea Philippi. Unterwegs fragte er die Jünger: Für wen halten mich die Menschen? Sie sagten zu ihm: Einige für Johannes den Täufer, andere für Elija, wieder andere für sonst einen von den Propheten. Da fragte er sie: Ihr aber, für wen haltet ihr mich? Simon Petrus antwortete ihm: Du bist der Messias! Doch er verbot ihnen, mit jemand über ihn zu sprechen.«

Bei Matthäus 17, 10 heißt es:»Da fragten ihn die Jünger: Warum sagen denn die Schriftgelehrten, zuerst müsse Elija kommen? Er gab zur Antwort: Ja Elija kommt, und er wird alles wiederherstellen. Ich sage euch aber. Elija ist schon gekommen, doch sie haben ihn nicht erkannt, sondern mit ihm gemacht, was sie wollten. Ebenso wird auch der Menschensohn durch sie leiden müssen. Da verstanden die Jünger, dass er von Johannes dem Täufer sprach.«

Bei Markus 9, 11 heißt es:»Da fragten sie ihn: Warum sagen die Schriftgelehrten, zuerst müsse Elija kommen? Er antwortete: Ja, Elija kommt zuerst und stellt alles wieder her. Aber warum heißt es dann vom Menschensohn in der Schrift, er werde viel leiden müssen und verachtet werden? Ich sage euch. Elija ist schon gekommen, doch sie haben mit ihm gemacht, was sie wollten, wie es in der Schrift steht.«

Bei Matthäus 11, 13 heißt es:»Denn bis hin zu Johannes haben alle Propheten und das Gesetz (über diese Dinge) geweissagt. Und wenn ihr es gelten lassen wollt: Ja, er ist Elija, der wiederkommen soll. Wer Ohren hat, der höre!«

Bei Johannes 9, 1 steht geschrieben:»Unterwegs sah Jesus einen Mann, der seit seiner Geburt blind war. Da fragten ihn seine Jünger: Rabbi, wer hat gesündigt? Er selbst? Oder haben seine Eltern gesündigt, so daß er blind geboren wurde? Jesus antwortete: Weder er noch seine Eltern haben gesündigt, sondern das Wirken Gottes soll an ihm offenbar werden.«

Diese Beispiele ergeben nur einen Sinn vor dem Hintergrund der Annahme der Reinkarnation, auch wenn es keine Beweise im wissenschaftlichen Sinne sind.

Auch viele Kirchenväter äußern sich zum Thema der Reinkarnation deutlich. Der große Kirchenvater Origenes schreibt:»Wenn man wissen will, weshalb die menschliche Seele das eine Mal dem Guten gehorcht, das andere Mal dem Bösen, so hat man die Ursache in einem Leben zu suchen, das dem jetzigen Leben voranging. – Jeder von uns eilt der Vollkommenheit durch eine Aufeinanderfolge von Lebensläufen zu. – Wir sind gebunden, stets neue und bessere Lebensläufe zu führen, sei es auf Erden, sei es in anderen Welten. Unsere Hingabe an Gott, die uns von allem Übel reinigt, bedeutet das Ende unserer Wiedergeburt.«

Noch einige weitere Kirchenväter bekannten sich zur Lehre der Reinkarnation. Der heilige Hieronymus, Clemens von Alexandrien, Gregor von Nyssa, Ruffinus, der heilige Justinus, der heilige Hilarius, Tertian, Philo, Nemesius und noch andere seien hier genannt.

Man mag über die Reinkarnation denken, wie man will; für mich ist sie eine logische Annahme, auch wenn sie im herkömmlich – wissenschaftlichen Sinne – , wie vieles andere auch, nicht beweisbar ist.

Die Kirche lehnt die Lehre von der Reinkarnation ab. Dazu sei allerdings vermerkt, dass erst um das Jahr 533 n.Chr. auf dem ökumenischen Konzil unter Kaiser Justinian die Lehre der Reinkarnation verketzert wurde: »Wer eine fabulöse Präexistenz der Seele und eine monströse Restauration lehrt, der sei verflucht.«

Soviel zu diesem Thema.

Was das alles nun mit Krebs zu tun hat? Ich finde, sehr viel! Schließlich handelt es sich bei Krebs nicht um einen Schnupfen, sondern um eine lebensbedrohende Krankheit, und so ist es für mich nur naheliegend, dass solche existenzielle Fragen auftauchen. Da ich diese Fragen nicht aus der Distanz des »grünen Tisches« behandle, sondern als ein von diesem Thema Betroffener mich diesen Fragen stellen will, ist es mir ein natürliches Anliegen, dazu aus meiner subjektiven Sicht Stellung zu nehmen und zu versuchen, meine Erfahrungen und Ansichten darzustellen.

Krebs des Geistes

Von der Seele zum Geist ist es nur ein kleiner Schritt. Die Seele steht zwischen Körper und Geist und übernimmt die Vermittlung zwischen diesen beiden Bereichen. »Krebs des Geistes« können wir mit unserem Denken in Zusammenhang bringen. Der GEIST selbst kann nicht erkranken, wohl aber unser menschlicher Geist, wie die Erfahrung zeigt. Wenn, wie es heißt, die Energie den Gedanken folgt, dann ist es nicht belanglos, wie wir denken.

Wenn ich vom »Krebs des Geistes« spreche, so ergibt das nur Sinn, wenn wir uns nochmals das Wesen, das Verhalten des Krebses vor Augen führen. Grenzenloses Wachstum auf der falschen Ebene in einer Art von Egotrip kennzeichnet das Wesen der Krebszelle.
Es geht um sinnloses, Leben zerstörendes Wachstum. Teilen, teilen, teilen und dadurch wachsen, ist die Devise des Krebses. Eine Analogie zu diesem Teilen und Spalten können wir auch in unserer Zeit feststellen. Das Bestreben, sich in alle Lebensbereiche hinein auszudehnen und sie wie Metastasen zu besetzen, diese Tendenz kann schwerlich geleugnet werden. Sie wird auch im wirtschaftlichen Bereich sichtbar.
Einseitigkeit, wohin man blickt, nur materielles Wachstum in allen Bereichen, was letztlich zur Globalisierung geführt hat. Globalisierung auf der materiellen Ebene ist zu wenig, es muss auch die seelische und geistige Ebene miteinbezogen werden. Das gilt für jegliches Wachstum. Vielleicht bringt die sich abzeichnende Klimaveränderung noch ein Umdenken.
Die Wurzeln liegen in unserem Denken, und was einmal in den Köpfen ist, wird meistens auch verwirklicht, auch wenn es auf lange Sicht unweigerlich zum Scheitern führt. Auf die sich abzeichnende Zunahme der Katastrophen wie auch auf deren sich ständig steigernde Heftigkeit habe ich schon in meinem ersten Buch »Die Kehrseite der Medaille« hingewiesen – aber dafür braucht man ja kein Prophet zu sein. Namhafte Wissenschaftler

mit Weitblick sprechen davon schon viel länger. Auch wenn eine mögliche Einflussnahme auf diesen ganzen Wahnsinn auf ganz kleine Bereiche beschränkt bleibt, so ist es noch unbefriedigender erst gar nicht darauf hinzuweisen.

Das Wesen des Diabolos besteht im Spalten, im Aufteilen von Ganzheiten in kleinste Einzelteile, »sodass man letztlich den Wald vor lauter Bäumen nicht mehr sieht«.

»Solve et coagula« – »löse und binde« – heißt es bei den Alchemisten. Solvieren, also teilen und trennen, ist somit nicht prinzipiell schlecht, sondern oft ein notwendiger erster Schritt, wenn, ja wenn das Verbinden, die unverzichtbare Synthese, nicht unterbleibt.

Doch alles hat zwei Seiten, und Goethe lässt in seinem »Faust I« Mephisto sprechen: »Ich bin ein Teil von jener Kraft, die stets das Böse will, und stets das Gute schafft«. Nur diese Wahrheit lässt uns hoffen.

»An ihren Früchten sollt ihr sie erkennen!« (Matth. 7, 16), heißt es in der Bibel. Und diese unsere Früchte sind, wenn wir es ehrlich und nüchtern betrachten, zumindest nicht rosig. Neben allem Fortschritt, den uns das naturwissenschaftliche Denken gebracht hat – von den Erleichterungen im Haushalt durch technische Helferlein, über alle Fortbewegungsmittel vom Auto bis zum Flugzeug –, sollten wir nicht übersehen, was sich im Schatten dieser Entwicklung angehäuft hat. All diese Errungenschaften sollten uns helfen, Zeit einzusparen. Doch haben wir wirklich heute mehr Zeit? Wenn wir die Menschen in ihrem Alltag betrachten, so sollte auffallen, dass es alle – von wenigen Ausnahmen einmal abgesehen – immer eilig haben.

»Ich habe keine Zeit«, ist heute einer der gängigen Sprüche. Wieso haben wir so wenig Zeit, wenn uns doch der technische Fortschritt so viele zeitsparende Dinge gebracht hat? Am bedrückendsten ist das Hasten in den Großstädten. Alles ist geplant, viele haben einen Terminkalender, um wenigstens die Übersicht über den Tagesablauf zu behalten. Dabei hat jeder Mensch pro

Tag 24 Stunden zur Verfügung – wenigstens das ist gerecht geordnet. Die Frage ist ja nur, wie wir diese 24 Stunden nützen.

Unsere Fortbewegungsmittel werden immer schneller, die dafür erforderlichen Straßen immer mehr und immer breiter. Noch eine Fahrspur mehr auf Kosten der Natur – wozu? Ja, weil die Autos immer mehr werden und hier am auffälligsten der Lastverkehr. Warum ist das so? Weil wir die verschiedensten Güter von einem Ort zum anderen transportieren»müssen« und das so schnell wie möglich. Lebensmittel werden quer über die Erde geschickt per schwerem Brummer, per Schiff, per Bahn, per Flugzeug.

Man sollte sich diesen Wahnsinn einmal von oben anschauen. Wie Ameisen rasen wir Menschen über unsere Erde, wobei diese Erde das schon lange nicht mehr verkraften kann.

Wenn wir jetzt argumentieren, »ich will zu jeder Jahreszeit jede Obst-oder Gemüsesorte im Supermarkt kaufen können«, dann stellt sich die Frage: Warum eigentlich? Wäre es nicht vielleicht sogar besser und gesünder, heimisches Obst und Gemüse zu essen, und das zu der Jahreszeit, zu der es eben reif ist?

Warum karren wir Schweine, Rinder, Hühner quer über den Kontinent? Ja weil das eben notwendig ist, sagen uns die Betreiber dieses Wahnsinns. Das geht nun schon viele Jahrzehnte so, und jetzt auf einmal tönt es aus allen Medien: Klimaveränderung! Jetzt auf einmal »brennt der Hut«, obwohl namhafte Wissenschaftler schon sehr lange darauf aufmerksam gemacht haben. Weiters können wir beobachten, dass trotz dieser jetzt sichtbar werdenden Bedrohung schon lange bestehende Wunden in der Natur im Wesentlichen weiterhin bloß zugepflastert werden.

Weltweit geht die Zerstörung der Natur weiter; vom Regenwald, der seit 1975 in einem unvorstellbaren Ausmaß gerodet wurde, bis in die entferntesten und entlegensten Winkel der Erde. Letzte noch heile Gebiete werden von den Multis entdeckt und für ihre Zwecke umgewidmet. Warum ich Ihnen das erzähle in einem Buch, das Krebs zum Thema hat?

Nicht, weil ich Ihnen Angst machen will, dass wir von dem betriebenen Wahnsinn Krebs bekommen könnten, weil wir die dadurch vergiftete Luft atmen, das verunreinigte Wasser trinken, die denaturierten Nahrungsmittel essen müssen – auch wenn das sehr wohl eine Folgeerscheinung sein könnte. Was mir jedoch viel wichtiger erscheint, ist etwas ganz anderes.

Wir sollten das Muster erkennen, das hier abläuft.

Es ist haargenau das Verhaltensmuster der Krebszelle; es ist der Egowahn, der hier sichtbar wird. Die Krebszelle befindet sich auf einem unbewussten Egotrip. Auf Kosten ihres Wirtes »Mensch« versucht sie sich auszudehnen, versucht sie zu wachsen und in den entlegensten Winkeln unseres Körpers Filialen zu errichten, so genannte Tochtergesellschaften. »Filiae« sind lateinisch »Töchter«, und solche Töchter will sie im Körper bilden. Wir nennen sie dann Metastasen. Die Krebszelle kündigt dem Gesamtorganismus ihre Mitarbeit auf, die sie bislang als einzelne Zelle im Sinne des Ganzen geleistet hat. Sie als Zelle war gesund, der Organismus war gesund, beide waren gesund, weil sie harmonisch zusammengearbeitet haben.

Warum plötzlich dieser Egotrip? Warum will sie nicht mehr dem Ganzen dienen?

Weil sie plötzlich »erkannt« hat, dass es sich für sich alleine besser lebt. Jetzt braucht sie nicht mehr dienen, sich nicht mehr einnoch unterordnen, sie ist »frei« und kann wachsen und wachsen. Dieses Verhalten spiegelt natürlich puren Egoismus wider. Um von ihrer Umgebung noch unabhängiger zu werden, stellt sie von der bisherigen Sauerstoffatmung auf die Gärungsatmung um und regrediert damit, d. h. sie fällt zurück auf die Ebene des Einzellers.

Was noch dabei auffällt, ist der Umstand, dass ihr Kopf, d. h. der Zellkern immer größer wird, was ein wichtiger Marker für die Diagnose Krebs ist. Wir können also sehen, dass die Krebszelle vorwiegend von einem so genannten »Kopfdenken« gelenkt wird.

Nun, das sollte uns nicht ganz unbekannt sein, neigt doch der westliche Mensch – und nicht nur er – eher zum »Kopfdenken« und weniger zum »Bauchdenken«. Es geht um die *analogen* Bilder, die hier sichtbar werden, um die *analogen* Abläufe, die wir

erkennen sollten. Ohne *analoges* Denken sind diese Zusammenhänge nicht zu entdecken; das Ursachen-Denken sieht sie nicht.

Wieder mag die Frage auftauchen, was dies alles mit Krebs zu tun
hat. Für mich sehr, sehr viel, weshalb ich auch versuche, gerade
die analogen Zusammenhänge mit der Krankheit Krebs verständlich zu machen. Für die kausalen »Ursachen« ist die Wissenschaft
zuständig, die daher das »Wie« einer Krankheit erklären kann
aber nicht das »Warum« und das »Wozu«. Dieses »Warum« und
»Wozu« ist aber für mich das Wesentliche eines jeden Geschehens auf dieser Welt.

Die Krebszelle will überleben, will sich uneingeschränkt ausbrei-
ten und vermehren und zwar ohne Rücksicht auf ihre Umgebung,
die sie infiltriert und nach und nach in ihr eigenes Gewebe um-
wandelt. Diese Vorgänge sind derart raffiniert, dass das eigene
Immunsystem dabei überlistet wird; so wie analog auch die Ab-
wehrmaßnahmen gegen die Globalisierung raffiniert unterlaufen
werden. Die Krebszelle ist kein Bakterium, kein Gift, das uns von
außen bedroht, sie setzt ihr teuflisches Werk von innen in Gang.
Sie verweigert plötzlich ihren Dienst am Ganzen, am Gesamtorganismus und setzt auf rasantes, eigenes Wachstum – leider auf
der falschen Ebene.

Wachstum auf der falschen Ebene ist Krebs! Wachstum auf der
Bewusstseinsebene ist Heilung!

Der Irrtum der Krebszelle wird erst viel später sichtbar, wenn sie
erkennen muss, dass ihr Konzept ein falsches war. Sie wollte auf
der materiellen Ebene unsterblich werden und musste erkennen,
dass sie ihren eigenen Nährboden – in diesem Fall den menschlichen Organismus – zerstört hat, was automatisch ihren eigenen
Tod bedeutet. Bis dahin hat sie sich prächtig ernährt und vermehrt, ist gewachsen und hat sich ausgedehnt über das ganze ihr
zur Verfügung gestandene Reich – ohne Rücksicht auf Verluste.

Es war und ist ein unbewusstes Konzept, dem die Krebszelle folgt und Unbewusstheit ist die Wurzel aller Übel.

So wird auch verständlich, dass der Weg des Menschen durch die Polarität Bewusstheit zum Ziel hat; seine Unbewusstheit soll in Bewusstheit transformiert werden. Dem Evolutionsverständnis der Wissenschaft fehlt leider ein solches Ziel.

Trotz aller Forschung und trotz allen Bekämpfens mit »Stahl, Strahl und Chemie« nimmt der Krebs auf dieser Welt noch weiter zu. So froh der Einzelne auch ist, wenn ihm die Schulmedizin vorerst hilft zu überleben, so sehr sollten wir erkennen, dass an diesem Konzept noch etwas fehlen muss. Kampf gegen etwas ist das Gegenteil von Gegensatzvereinigung, wie sie die menschliche Seele anstrebt. Natürlich bleibt am Ende der Kette – vom Denken, über die Seele, über die Psyche, über das Immunsystem, über die Physiologie – und wie diese Kettenglieder auch alle heißen mögen – nur mehr der Kampf gegen den Krebs übrig, wenn wir überleben wollen. Wir haben auf der Seelenebene, auf der psychischen Ebene schon so weit abgewirtschaftet, dass der Körper diesen Mangel sichtbar machen muss. Gelingt die Interaktion der Schulmedizin, bekommen wir vom Schicksal eine Überlebenschance, eine zweite Chance, die wir nützen sollten, wie der Prophet Jona im Gleichnis, indem wir die lebensrettenden Maßnahmen der Schulmedizin ergänzen durch die Hinwendung zu jenen Bereichen, von wo die Krebserkrankung ihren Ausgang genommen hat: Von der geistigen Ebene, über die Seelenebene über die Ebene der Psyche bis zum Körper, an dem nun – spät aber doch – der Schattenanteil in die Sichtbarkeit tritt, nun aber auf drastische, unübersehbare Art und Weise als Symptom – in unserem Fall als Krebs. Das Symptom steht dabei – wie das Wort schon sagt – symptomatisch für das uns im Bewusstsein Fehlende.

Wir sollten das Muster erkennen. So, wie die Krebszelle ihren Wirt und Nährboden auffrisst, so fressen wir mit unserem krebsartigen Verhalten unseren Wirt, die Erde auf. Das sollten wir erkennen;

dann hätte die Krankheit Krebs ihre Botschaft übermittelt und damit ihren Sinn erfüllt. Es könnten in der Folge dann vielleicht andere Behandlungsmethoden gefunden werden, die diese unsanfte Methode – mit »Stahl, Strahl und Chemie« – der heutigen Medizin eines Tages überflüssig machen könnten. Voraussetzung dafür ist aber, dass wir auch die seelische und die geistige Ebene – die Sinnebene – miteinbeziehen.

Krebs – Terror – Wirtschaft und Umweltzerstörung

Analog zum Krebsgeschehen im menschlichen Körper, kann auch das Thema Wirtschaft auf ähnliche Mechanismen hin untersucht werden.

Unser vom naturwissenschaftlichen Denken dominierte Wirtschaftssystem, das nur zu oft auf Kosten des Ganzen geht, hat zwar auf der einen Seite wesentlich zu unserem Wohlstand beigetragen, auf der anderen Seite aber zu einem krassen Ungleichgewicht in der Aufteilung der Güter dieser Welt geführt und damit die Kluft zwischen Arm und Reich vergrößert; und es vergrößert sie noch immer.

Dieses Ungleichgewicht bildet unter anderem auch einen guten Nährboden für Terrorismus jeder Art. Wie reagieren wir nun auf diese Entwicklungen?

Betrachten wir unsere Handeln, lässt sich unschwer erkennen, dass die von uns vorrangig angewendeten Methoden exakt jenen gleichen, die wir schon bei obigen Betrachtungen die Krankheit Krebs betreffend kennengelernt haben. Wieder wird zum Kampf gegen das »Böse« aufgerufen, ausgehend vor allem von Amerika, weil dort die Terrorwelle als erstes massiv zugeschlagen hat – denken wir nur an 9/11.

Wie sollen wir nun sinnvoll mit diesem Phänomen umgehen? Es geht im Grunde darum, die Muster, die auf der geistig-seelischen Ebene ablaufen, zu erkennen. Solange wir diese Muster nicht durchschauen, bleibt uns als einzige Möglichkeit nur jene, gegen den Terrorismus zu kämpfen. Dass diese Strategie aber letztlich ohne Erfolg bleibt, hat sich bereits herausgestellt und zeichnet sich auch weiter ab.

So einfach lässt sich die geistige Welt eben nicht besänftigen; solche »Kampfkonzepte«, wie sie häufig von Amerika ausgehen, und die wir oft unhinterfragt aufgreifen, lassen sich auf Dauer weder halten noch werden sie zu einem dauerhaften Erfolg führen. Sie werden scheitern, wenn nicht dieses krasse Ungleichgewicht auf der Welt ausgeglichen wird. Was also ist zu tun?

Eine von mehreren Ausgleichsmöglichkeiten bestünde darin, den armen Ländern gerechte Preise für ihre Produkte zu zahlen, anstatt sie auszubeuten. Die Menschheit ist eine Einheit von Individuen und jedes Individuum ist aufgerufen, seinen Teil zum Ganzen beizutragen, was wir *Berufung* nennen. Diese Chance muss jedem Menschen offen stehen – ich betone: *jedem!*

Die Entwicklungsrichtung der Menschheit zielt auf Freiheit – Gleichheit – Brüderlichkeit ab, was in der Französischen Revolution schon im 18. Jhd. seinen Ausdruck gefunden hat und dem astrologischen Prinzip des Wassermanns entspricht. Freiheit in Bezug auf unsere Gedanken, unseren Geist, Gleichheit in Bezug auf unsere Seele, und Brüderlichkeit in Bezug auf die Welt der Formen, was die Ressourcen dieser Welt betrifft.

Phrasen wie »Die Achse des Bösen« oder »Schurkenstaaten« zu bemühen, ohne zu bedenken, wie groß der eigene Schattenanteil an dieser Entwicklung ist, bringt uns nicht weiter. Es gilt über den eigenen Anteil nachzudenken. Wir sehen: Auch hier steht das uns vertraute »Krebsmuster« hinter diesen Verirrungen des Menschen. Auch hier haben wir es mit dem Prinzip »Haben, haben, haben, aber kein Sein« und den entsprechenden daraus resultierenden Entwicklungen zu tun.

Wir können hinschauen, wohin wir wollen, es zeigt sich uns überall das gleiche Bild. Es ist der Mensch, der den Löwenanteil an allem Leiden auf dieser Welt selbst erschafft; die meisten Krisen sind »hausgemacht«.

Natürlich könnten wir jetzt fragen: Aber was ist dann mit den Naturkatastrophen? Da kann der Mensch doch nichts dafür. Unsere ehrliche Antwort muss aber lauten: Und ob er etwas dafür kann! Wir brauchen uns nur die Mühe machen und darüber reflektieren, wo sie ihren Ausgang nehmen.

Im Kopf natürlich; wie bei der Krebszelle! Schauen wir doch hin, was rund um uns geschieht. Radikale Ausbeutung unserer Erde und ihrer Ressourcen solange noch etwas da ist.

Länder wie z. B. China werden in ihrem Wachstum unterstützt, weil wir selber daran verdienen. Dieses rasante Wirtschaftswachstum Chinas wird unseren Planeten noch schneller verseuchen als es durch uns bereits geschehen ist. In den Oststaaten das gleiche Bild. Dieses unser Vorgehen erinnert an die heute kritisierte Kolonisierung der armen Länder dieser Welt im 18. und 19. Jhd..

Es ist nicht meine Absicht, zu beschuldigen oder zu kritisieren; mir geht es vielmehr darum, die Muster und Bilder aufzudecken, die sich in unserer Welt zeigen, um damit deutlich zu machen, wie sehr sich diese Bilder gleichen. Das Problem ist immer das Übermaß, die Maßlosigkeit, mit der wir Menschen kurzsichtig dem materiellen Wohlstand nachlaufen, und dabei den inneren Wohlstand auf der Strecke bleiben lassen. Wir geben der Ökonomie den Vorrang vor der Ökologie.

Es hat den Anschein, als wollten wir es den Lemmingen gleichtun, die in selbstmörderischer Absicht einfach ins Meer rennen. Wir sollten den Krebs primär nicht bekämpfen, sondern aus seinem Verhalten analog auf unser Verhalten schließen lernen; seine Muster nach und nach beginnen zu durchschauen und damit mehr und mehr sehen, wo wir uns selbst wie Krebs verhalten.

Wir Menschen sind für Mutter Erde zum Krebs geworden; wir überziehen sie mit Metastasen und brauchen uns daher nicht wundern, wenn sie sich zur Wehr setzt.

Und wir wundern uns nicht nur darüber, sondern wir beschweren uns sogar über soviel »ungerechtes« Leid, das uns zustößt. Dabei bedenken wir nicht, dass wir doch selbst durch unser krebsartiges rücksichtsloses Verhalten viel dazu beigetragen haben, dass sich heute die Katastrophen mehren und immer heftiger werden. Das Wort »Katastrophe« kommt aus dem Griechischen und bedeutet »Umkehr«!

Krebs und Liebe

In seinem Buch »Krankheit als Weg« schreibt Thorwald Dethlefsen zum Thema Krebs unter anderem: »Der Krebs braucht nicht besiegt zu werden – er muss nur verstanden werden, damit auch wir uns verstehen lernen. Dass die Menschen doch immer ihre Spiegel zertrümmern wollen, wenn ihnen ihr Gesicht nicht gefällt! Die Menschen haben Krebs, weil sie Krebs sind.

Der Krebs ist unsere große Chance, in ihm unsere eigenen Denkfehler und Irrtümer zu entdecken. Machen wir deshalb den Versuch, die Schwachpunkte jenes Konzeptes zu entdecken, das der Krebs und wir als Weltbild verwenden. Der Krebs scheitert letztlich an der Polarisierung »Ich oder die Gemeinschaft«. Er sieht nur dieses Entweder-Oder und entscheidet sich deshalb für das eigene, vom Umfeld unabhängige Überleben und merkt zu spät, daß er weiterhin vom Umfeld abhängig ist. Ihm fehlt das Bewusstsein für eine größere, umfassende Einheit. Er sieht Einheit nur in seiner eigenen Abgrenzung. Dieses Missverständnis der Einheit teilen die Menschen mit dem Krebs.«
[Thorwald Dethlefsen: »Krankheit als Weg«, S. 342]

Und Dethlefsen weiter: »Krebs zeigt nicht gelebte Liebe, Krebs ist pervertierte Liebe: Liebe überwindet alle Grenzen und Schranken. In der Liebe vereinigen sich und verschmelzen die Gegensätze.

Liebe ist Einswerden mit allem, sie dehnt sich auf alles aus und macht vor nichts halt.

Liebe fürchtet auch den Tod nicht – denn Liebe ist Leben. Wer diese Liebe im Bewusstsein nicht lebt, schwebt in Gefahr, dass seine Liebe in die Körperlichkeit sinkt und hier ihre Gesetze als

Krebs zu verwirklichen sucht: Auch die Krebszelle überwindet alle Grenzen und Schranken. Der Krebs hebt die Individualität der Organe auf. Auch der Krebs dehnt sich auf alles aus und macht vor nichts halt (Metastasierung). Auch die Krebszelle fürchtet den Tod nicht.

Krebs ist Liebe auf der falschen Ebene. Vollkommenheit und Einswerdung lassen sich nur im Bewusstsein verwirklichen, nicht innerhalb der Materie, denn Materie ist der Schatten des Bewusstseins. Innerhalb der vergänglichen Welt der Formen kann der Mensch nicht das vollbringen, was einer unvergänglichen Ebene angehört. Trotz aller Anstrengungen der Weltverbesserer wird es niemals eine heile Welt geben, ohne Konflikte und Probleme, ohne Reibung und Auseinandersetzung. Niemals wird es den gesunden Menschen geben, ohne Krankheit und Tod, niemals allumfassende Liebe, denn die Welt der Formen lebt von den Grenzen. Doch all die Ziele lassen sich verwirklichen – von jedem und jederzeit – wenn er die Formen durchschaut und in seinem Bewusstsein frei wird. In der polaren Welt führt Liebe zum Haften – in der Einheit zum Verströmen. Krebs ist das Symptom der missverstandenen Liebe. Krebs hat nur Respekt vor der wahren Liebe. Symbol der wahren Liebe ist das Herz. Das Herz ist das einzige Organ, das vom Krebs nicht befallen werden kann!«

[Thorwald Dethlefsen: »Krankheit als Weg«, S. 346f]

Jemanden zu »lieben«, der die gleichen Ansichten hat wie wir, der immer unserer Meinung ist, der uns nicht widerspricht, ist keine Kunst. Doch ist das wirklich »Liebe«? »Gleich und gleich gesellt sich gern«, aber »Gegensätze ziehen sich an«. Warum wohl? Weil nur hier Entwicklung in Gang kommen kann.

Wahre Liebe meint Gegensatzvereinigung, wie aus den Worten Jesu zu erkennen ist: »Liebet eure Feinde, tuet Gutes denen, die euch hassen«, womit zuerst einmal vor allem unsere inneren Feinde, unsere abgelehnten Bewusstseinsbereiche gemeint zu sein scheinen. Wenn es uns gelingt, diese abgelehnten, verdrängten Bereiche schrittweise wieder hereinzulassen, uns mit ihnen auszusöhnen, sie zu integrieren – das ist gemeint mit wahrer Liebe , dann können sich auch unsere »Feinde« im außen nach und nach in Freunde verwandeln.

An den Worten Jesu können wir seine Größe ermessen. Er ist der Archetyp des Menschen und damit einmal mehr eine Widerlegung des wissenschaftlichen, linearen Evolutionsmodells, was auch für einen Buddha, einen Moses, einen Mohammed, einen Plato und andere große Geister der Vergangenheit gilt.

Krebs – Ego und Berufung

Wenn wir nun versuchen, das Wesentliche zum Thema Krebs zusammenzufassen, dann müssen wir uns in erster Linie immer wieder das Verhalten der Krebszelle in Erinnerung rufen. Dazu ist es unerlässlich, analog zu denken. Analogie heißt nach Duden: »Entsprechung, Ähnlichkeit, Gleichheit von Verhältnissen, Muster, Übereinstimmung.«

Analoges Denken ist uns im Zuge des Aufkommens des einseitigen, kausalen, naturwissenschaftlichen Denkens immer mehr abhanden gekommen. Wissenschaft denkt vorwiegend linear, denkt digital, d. h. in Pixeln. Wissenschaft denkt waagrecht im Sinne von »Ursache und Wirkung«. Mit diesem Denken können wir aber die wesentlichen Zusammenhänge, die auch im Krebsgeschehen wirksam sind, nicht erkennen.

Was das Verhalten der Krebszelle betrifft, so steht – wie bereits mehrmals betont – im Vordergrund ein unbewusster Egoismus. Sie befindet sich auf einem Egotrip, sieht es aber nicht. Sie ist der Meinung, Wachstum wäre etwas Gutes, was ja prinzipiell stimmt, aber dieses Wachstum sollte auf der richtigen Ebene geschehen – auf der Bewusstseinsebene nämlich – nicht auf der materiellen Ebene, wie es bei der Krebszelle der Fall ist. Sie sägt sich – wie wir schon gesehen haben – mit ihrem Verhalten gerade jenen Ast ab, auf dem sie wächst. Mit dem Tod ihres Wirtes stirbt auch sie. Dabei hat es vordergründig so schön ausgesehen, frei zu sein und sich nach eigenem Gutdünken auszudehnen und zu wachsen. Unabhängig zu sein von ihrer Umgebung, nachdem sie ja auf Gärungsatmung umgestellt hat. Was sie aber nicht sieht ist, dass sie dadurch auch getrennt ist von ihrer Umgebung; abgetrennt und einsam. Hat sie sich vorher mit dem Gesamtorganismus identifiziert, geht sie nun allein ihren Eigeninteressen nach und breitet sich in alle Bereiche des Körpers aus ohne Rücksicht auf Verluste. Sie will nicht mehr dem Ganzen dienen, sondern nur mehr ihren eigenen Interessen.

Nun gilt es zu reflektieren, ob und wo wir uns ähnlich, d. h. analog zu ihr verhalten; im Individuellen wie im Kollektiv. Hierbei ist absolute Ehrlichkeit uns selbst gegenüber notwendig. Auch wenn wir der Meinung sind, dass wir mit dem, was wir durchsetzen wollen ja auch den anderen dienen und ihnen damit sozusagen eine Freude machen, gilt es zu erkennen, dass wir es sehr oft doch nur für uns selbst tun. Hierher gehören auch alle »Zwangsbeglückungsversuche«. »Ich habe es doch nur gut gemeint«, mag subjektiv schon stimmen; und trotzdem kann sich dahinter ein unbewusster Egoismus verbergen, den wir nicht sehen.

Dieses »sich vom Ganzen Abtrennen« hat im Sündenfallgeschehen schon seinen »Anfang« genommen; der Sündenfall ist aber kein vergangenes Geschehen, sondern ereignet sich noch heute; jeden Tag! Im Mythos des Sündenfalles wird es uns lediglich als Bild, als eine archetypische Wahrheit vor Augen geführt.
 Sünde kommt von Sonderung und hat nichts mit Moral zu tun.

»Moral ist die Weisheit der Erfahrung, der Erinnerung, die uns nicht sagen kann wie wir leben sollen, sondern wie wir weiter tot bleiben können.«
Alan Watts

Damit soll klarerweise nicht der Unmoral das Wort geredet, sondern aufgezeigt werden, dass Moral allein nicht das Allheilmittel sein kann. Daher ist auch recht verstandene Astrologie jenseits von Moral angesiedelt. Nicht »moralisch« und nicht »unmoralisch«, sondern »amoralisch« sind die entsprechenden Begriffe. Wenn Jesus im Gleichnis zu dem Gelähmten sagt: »Jetzt bist du gesund; sündige nicht mehr, damit dir nicht noch Schlimmeres zustößt«, war diese Aufforderung wohl kaum im moralischen Sinne gemeint, sondern sinngemäß gedeutet lautet sie: »Sondere dich nicht mehr ab vom Ganzen, sondern diene dem Ganzen.«

Das ist ein Schlüssel, der uns Verborgenes aufsperren helfen kann. Jede(r) von uns ist eine Zelle im Ganzen, und wenn wir es der Krebszelle nachmachen und uns ausgrenzen, um nur mehr unseren eigenen Interessen und Wünschen nachzugehen und das oft auch auf Kosten des anderen, dann sind wir auf dem Weg der Krebszelle. Jede(r) von uns hat in diesem größeren Ganzen einen bestimmten Auftrag, und wenn wir uns diesem entziehen, bleiben wir dem Ganzen etwas schuldig.

Dieser Auftrag ist unsere Berufung, und unsere Berufung hängt mit unseren Fähigkeiten und Talenten zusammen, sonst hätten wir sie nicht bekommen. Diese unsere Anlagen – wie wir sie auch nennen können – sind symbolisch abgebildet in unserem Geburtshoroskop, unabhängig davon, ob wir daran glauben oder nicht. Recht verstandene Astrologie kann uns also helfen, uns selbst zu erkennen. Selbsterkenntnis führt zu Welterkenntnis und schließlich zu »Gotterkenntnis«.

Diese Selbsterkenntnis ist unverzichtbar, wenn wir uns entwickeln wollen. Wenn wir uns Entwicklung ersparen wollen, dann sorgt das Schicksal dafür, dass wir uns auf Dauer davor doch nicht drücken können.

Manchmal kann man darauf angesprochen hören: »Ach ja, das mit der Selbsterkenntnis, ich kenne mich sehr gut.« Daraus wird ersichtlich, dass dieses »Ich kenne mich schon«, eben das ICH meint und nicht das SELBST, das der Dichter unser »höchstes Ich« nennt im Unterschied zu unserem »kleinen Ich«, dem EGO. Das SELBST ist das Ganze, das »kleine Ich« ist der aus dem

Selbst, aus dem Ganzen, aus der Einheit abgesonderte Teil – was ja der Sündenfall-Mythos beschreibt –, mit dem allein wir uns identifizieren; das ist aber ein verschwindend kleiner Teil des Ganzen. Dieses Ich, das Ego, soll in den Dienst des Ganzen gestellt werden.

Zu diesem Ich gehört die Psyche, der Körper, die Persönlichkeit, alles Teile unserer Ganzheit, die aber allesamt sterblich sind. Unsterblich ist nur die höhere, die göttliche Seele, die – wie uns im Schöpfungsbericht der Bibel berichtet wird – uns eigens eingehaucht wurde; daraus erklärt sich die »Gottes-Ebenbildlichkeit« im eigentlichen Sinne. Es geht um die »Neschama« im Unterschied zur »Nefesch«, was die niedere Seele, die sterbliche Seele, die Psyche meint. Der Mythos weiß von diesen wesentlichen Zusammenhängen.

Wenn wir vom Weg abgekommen sind – und das steht in engem Zusammenhang mit Krankheit im Allgemeinen, mit der Krankheit Krebs aber im Besonderen, weil Krebs eine den ganzen Menschen zutiefst betreffende Erkrankung ist –, wenn wir also von unserem Weg abgekommen sind – wie die Krebszelle – dann müssen wir umkehren, um wieder auf unseren eigenen Weg einschwenken zu können.

Es geht um diese Umkehr, um diese »Metanoia« (griech.) = »Gesinnungswandel«. Auch bei Katastrophen geht es um Umkehr, (»catastrophe« griech. = »Umkehr«) und Krebs ist eine solche Katastrophe, die zur Umkehr mahnt.

Wenn wir also einen »Maßnahmenkatalog« aufstellen wollen, dann wäre primär – analog zum Verhalten der Krebszelle – dieser unbewusste Egoismus auszumachen, uns bewusst zu machen und in der Folge zu wandeln in dem Sinne, dass wir uns freiwillig mit unseren mitgebrachten Anlagen, Fähigkeiten und Talenten in den Dienst am Ganzen stellen, was unsere Berufung meint.

Was dabei aber auch noch wesentlich ist, ist der Umstand, dass es um Selbstbestimmung geht und nicht um Fremdbestimmung. Fremdbestimmung ist ebenfalls krebsfördernd. Wir können sinnvoll nur Eigenes zum Ausdruck bringen und nicht Fremdes, mit dem vielleicht jemand anderer sehr erfolgreich war.

Wir können nur der(die) werden, der(die) wir sind! Dazu sind wir von allem Anfang an angelegt!

Wenn es uns gelänge, dieses Angelegtsein in kleinen Schritten nach und nach zu verwirklichen, d. h. unseren Weg zu gehen, uns in die Gesetzmäßigkeit des Schicksals einzuordnen, dann könnten wir erfahren, dass diese angesprochenen Gesetzmäßigkeiten des Lebens tragfähig sind.

Nach und nach könnten wir unsere Ängste und Neurosen, unsere Frustrationen und Depressionen loslassen und uns mehr auf das Leben einlassen.

Wir könnten vielleicht etwas von der Leichtigkeit des Seins erfahren, unseren Humor zulassen, weil wir uns umso mehr in dieser Gesetzmäßigkeit des Lebens geborgen fühlen könnten.

Wenn wir lernen, unsere Talente und inneren Gaben zum Ausdruck zu bringen, uns dadurch in »unserem Element« befinden, dann wird es auch möglich sein, unsere Süchte abzubauen, weil wir das gefunden haben, was wir unbewusst in ihnen gesucht haben.

Das sind sehr hohe, aber erreichbare Ziele! Denn: »Wer hat, dem wird gegeben!« (Matth. 25, 29)

Das Wesentliche über diese Schöpfung und unser Leben ist für unseren Kulturkreis im Mythos des Alten und des Neuen Testaments aufgezeichnet. Diese heiligen Schriften sind für uns die wahren, die großen Mythen. Andere Kulturkreise haben andere Mythen.

Was nun unsere Anlagen, Fähigkeiten und Talente betrifft, müssen wir diese zunächst erst einmal erkennen, bevor wir sie leben können.

Aus meiner Erfahrung gibt es dafür keine echte Alternative zur

Astrologie. Sie zeigt inhaltlich in symbolisch verschlüsselter Form die Anlagen, dieses Angelegtsein auf und darüber hinaus auch noch den zeitlichen Rahmen, wann welche Anlagen schwerpunktmäßig als Thema in den Vordergrund der Bearbeitung treten.

Astrologie ist wertfrei, hier gibt es keine Schuldzuweisungen, hier wird auch nicht in »Gut« und »Böse« eingeteilt.

Hören wir, was der Dichter Khalil Gibran zum Thema Gut und Böse zu sagen hat:

Vom Guten und vom Bösen:
»Und einer der Ältesten der Stadt sagte: Sprich uns vom Guten und vom Bösen.

Und er (der Prophet) antwortete: Vom Guten in euch kann ich sprechen, aber nicht vom Bösen.

Denn was ist das Böse anderes als das Gute, von seinem eigenen Hunger und Durst gequält?

· Wahrhaftig, wenn das Gute hungrig ist, sucht es Nahrung sogar in dunklen Höhlen; und wenn es durstig ist, trinkt es sogar aus toten Gewässern.

Ihr seid gut, wenn ihr eins mit euch seid. Doch wenn ihr nicht eins mit euch seid, seid ihr dennoch nicht böse.

Denn ein uneiniges Haus ist keine Räuberhöhle; es ist nur ein entzweites Haus.

Und ein Schiff ohne Ruder kann ziellos zwischen gefährlichen Insel treiben und doch nicht auf den Grund sinken.

Ihr seid gut, wenn ihr danach strebt, von euch selber zu geben.

Doch ihr seid nicht böse, wenn ihr danach trachtet, etwas für euch selber zu gewinnen.

Denn wenn ihr nach Gewinn trachtet, seid ihr nichts als eine Wurzel, die sich an die Erde klammert und an ihrer Brust saugt.

Sicher kann die Frucht nicht zur Wurzel sagen: »Sei wie ich, reif und voll, und gib immer von deiner Fülle.«

Denn für die Frucht ist das Geben eine Notwendigkeit, so wie Empfangen eine Notwendigkeit für die Wurzel ist.

Ihr seid gut, wenn ihr hellwach seid in eurer Rede.

Doch ihr seid nicht böse, wenn ihr schlaft, während Eure Zunge ziellos stammelt.

Und selbst holpriges Reden kann eine schwache Zunge kräftigen.

Ihr seid gut, wenn ihr fest und mit kühnen Schritten auf euer Ziel zugeht.

Doch ihr seid nicht böse, wenn ihr hinkend darauf zugeht.

Selbst die Hinkenden gehen nicht rückwärts.

Aber ihr, die ihr stark und schnell seid, seht zu, dass ihr nicht vor den Lahmen hinkt und es für Freundlichkeit haltet.

Ihr seid auf zahllose Weisen gut, und ihr seid nicht böse, wenn ihr nicht gut seid,

Ihr seid nur säumig und faul.

Schade, daß die Hirsche den Schildkröten nicht Schnelligkeit beibringen können.

In eurer Sehnsucht nach eurem höchsten Ich liegt eure Güte: und diese Sehnsucht ist in allen von euch.

Aber in einigen von euch ist diese Sehnsucht ein Wildwasser, das mit Macht zum Meer rast und die Geheimnisse der Hügel und die Lieder des Waldes mit sich trägt.

Und in anderen ist sie ein flacher Bach, der sich in Windungen und Biegungen verliert und sich aufhält, ehe er die Küste erreicht.

Aber wer viel ersehnt, sage nicht zu dem, der wenig ersehnt: »Warum bist du so langsam und zaghaft?«

Denn der wahrhaft Gute fragt nicht den Nackten: »Wo ist dein Gewand?« und auch nicht den Obdachlosen: »Was ist mit deinem Haus geschehen?««

aus: Khalil Gibran: »Der Prophet«

Vom Sinn des Krankseins

Warum und wozu gibt es solche »unsinnigen« Phänomene wie Krebs und andere Krankheiten? Die Wissenschaft findet entsprechende physiologische Mechanismen und »Ursachen«. Letztlich sind es aber immer Korrelationen, also sich wechselseitig bedingende Erscheinungen, deren letzte Ursache die Wissenschaft auch nicht kennt.

Daher ist mein Ansatz nicht die Frage: Wie laufen diese komplexen Vorgänge ab, d. h. welche »Ursachen« liegen dem an sich »sinnlosen« Krebsgeschehen zugrunde, sondern warum und wozu geschehen sie? Es geht mir um die Finalität, um die Absicht dieses Geschehens; um die Frage wer oder was bewirkt solche – vordergründig betrachtet – »sinnlosen« Vorgänge? Welchen Sinn hat eine Krankheit wie Krebs?

Ich glaube, nein, ich kann sagen, ich bin davon überzeugt, dass es grundsätzlich kein wirklich sinnloses Geschehen in dieser Welt gibt, auch wenn sich diese Aussage vorerst als Provokation anhören mag, wenn wir das tägliche Geschehen auf dieser Welt aus unserer subjektiven Sicht betrachten.

Ein chinesisches Sprichwort sagt:»Frage nicht nach dem Sinn des Lebens, doch sieh zu, dass dein Dasein durch dich selber Sinn gewinnt.« Krisen bringen den Menschen weiter; sie gehören zum Weg ins »gelobte Land«.

Dazu ein wahrer Kenner der Bibel, d. h. des Alten Testamente, Friedrich Weinreb:

»Der Sinn des Krankseins ist aber vielmehr das große Erlebnis, dass Krisen nur da sind, um dem Lichte der Schöpfung Raum zu geben. Auch wenn die Krise in den Tod führen würde. Denn, und das ist das gewaltige, erhabene Schöpfungsgesetz, Krise und Chaos sind nur die Vorbedingung für das neue Licht, für eine neue Welt, für neues Leben. Immer kommt die Schöpfung, das Gesunde, aus diesem Kranksein hervor. Im biologischen Bereich begegnen wir diesem Phänomen des öfteren. Und das biologisch

Erscheinende ist doch nur eine Entsprechung des Verborgenen, so wie das Geheime Entsprechung ist des Erscheinenden. Und man schäme sich nicht vor einer größeren Krise, auch wenn sie gesellschaftlich nicht als salonfähig gilt. Denn Geburtswehen gehen dem Kommen des Kindes voraus, und die Überlieferung erzählt, dass die Geburtswehen der Erlösung die heftigsten sind, eigentlich unerträglich. Die Erlösung ist aber das größte, es ist die Befreiung von jedem Zwang, von jeder Beschränkung, von jeder Unwissenheit.«

[Friedrich Weinreb: »Vom Sinn des Erkrankens«, S. 80f]

Es ist wie beim Atem: Erst wenn wir ausatmen, also loslassen, erst dann kann etwas Neues kommen, das Einatmen.

»Folge du mir und laß die Toten ihre Toten begraben!« (Matth. 8, 22), spricht Jesus in diesem Zusammenhang, womit er wohl auch die geistig Toten gemeint haben dürfte. Der Weg führt immer weiter; wenn wir stehen bleiben und zurückschauen, erstarren wir, wie im Gleichnis von Lots Weib. Wir können aus der Vergangenheit lernen, indem wir Muster erkennen. Was wir aber nicht können, ist, in sie zurückkehren, um etwas zu korrigieren, das wir heute anders machen würden. Wir haben aber heute einen anderen Bewusstseinsstand, wir haben dazugelernt und so können wir unsere negativen Erfahrungen aus der Vergangenheit nützen, es in Zukunft anders zu machen. Das Gute liegt in der Zukunft!

Dazu der Dichter:
»Dreifach ist der Schritt der Zeit:
Zögernd kommt die Zukunft hergezogen,
pfeilschnell ist das Jetzt entflogen,
ewig still steht die Vergangenheit.
Keine Ungeduld beflügelt ihren Schritt,
wenn sie verweilt.
Keine Furcht, kein Zweifeln zügelt ihren Lauf,
wenn sie enteilt.
Keine Reu, kein Zaubersegen

kann die Stehende bewegen.
Möchtest du beglückt und weise
endigen des Lebens Reise,
nimm die Zögernde zum Rath,
nicht zum Werkzeug deiner That.
Wähle nicht die Fliehende zum Freund,
nicht die Bleibende zum Feind.«

aus: Friedrich von Schiller: »Sprüche des Konfuzius«

Das Festhalten am Gewohnten führt in die Stagnation und Stagnation mit der Zeit in die Depression.

Ein Weg ist zum Gehen da, nicht zum Bleiben, höchstens zum Rasten, und ein solches »Rasten« kann eben auch einmal eine Krankheit sein.

Das Gute liegt in der Zukunft, nicht im Wiederholen der Vergangenheit.

Astrologisch wird dieses dauernde Wiederholen des Gewohnten und Vertrauten durch das Prinzip des Mondes symbolisiert. Immer wieder das Angenehme, das Vertraute wiederholen zu wollen, ein immer Mehr vom Gleichen führt auf die Dauer nicht weiter. Wir können es als Glück betrachten, dass es uns in der Regel irgendwann genug wird, und wir dann wieder etwas Neues kennen lernen wollen.

Der Mond zeigt uns dieses Muster anschaulich am nächtlichen Himmel; im Mondrhythmus wiederholen sich ständig die gleichen Phasen: Zunehmen – Abnehmen – Zunehmen – Abnehmen, da kommt nichts Neues dazu.

Anders bei uns Menschen, die wir ja nicht nur das Mondprinzip, sondern auch alle anderen Prinzipien – vertreten durch die einzelnen Planeten – in uns tragen. Wenn wir etwas lange genug wiederholt haben, es also schon wie im Schlafe können (der Schlaf gehört auch zum Mondprinzip), dann entsteht der Drang, etwas Neues dazuzulernen. Für Astrologiekundige: Es ist das Prinzip des Planeten Mars, das aktiv wird. Neues können wir nur erfahren, wenn wir vom Alten loslassen!

»Und neues Leben blüht aus den Ruinen.«

In dem uns vertrauten Wiederholen desselben entsteht irgendwann die Langeweile, und Langeweile ist eine Vorstufe von Resignation und Depression. Die Welt erscheint uns immer mehr als sinnlos, ja in weiterer Folge mit der Zeit als Fehlplanung.

Nur das Suchen und Finden unserer Bestimmung und deren Verwirklichung kann uns Erfüllung bringen. Erst wenn wir uns »in unserem Element befinden«, fühlen wir uns wirklich wohl. Dieses Erfülltsein ist eine Erfahrung der Seele; nur die Seele kennt den Ruf. Die Persönlichkeit soll unserer Seele bei der Verwirklichung der Berufung helfen, denn die Seele hat weder Hände noch Füße, dafür aber Absichten und Ziele. Dafür brauchen wir eine Persönlichkeit, zu der Körper und Psyche gehören, und diese Persönlichkeit sollte eine reife Persönlichkeit sein, sonst kann sie diesen Dienst an der Seele nicht leisten. Also wieder kein »entweder Persönlichkeit – oder Seele«, sondern wie überall ein »sowohl – als auch«.

Die Persönlichkeit sucht sich normalerweise einen ihr entsprechenden Beruf, wenn der Beruf zur Berufung wird, umso schöner. Wenn das nicht der Fall ist, bleibt die Sehnsucht nach der Berufung aufrecht bis wir vielleicht eines Tages das Glück haben, unsere wahre Berufung zu erkennen, und sie anderswo als im beruflichen Umfeld zu verwirklichen. Sie leben zu können, führt zur inneren Erfüllung, und Erfüllung wirkt heilend und im wahrsten Sinne des Wortes vorbeugend gegen Krankheiten, weil dieses Beugen ja nichts anderes meint, als unsere Anlagen und Talente zum Ausdruck bringen zu wollen, sie leben zu wollen, d. h. uns unserem Angelegtsein zu beugen.

Was unsere Gesundheit betrifft, so ist die Freude am Gesundsein nur erlebbar und erfahrbar, wenn wir auch das Kranksein kennen. Ein Pol bedingt den anderen, wie beim Einatmen und Ausatmen.

Wenn wir das Kranksein nur als eine unliebsame Störung unseres gewohnten Lebensalltags betrachten, dann führt dies dazu, dass wir diese Störung nur so schnell wie möglich wieder loswerden wollen. Dieser Wunsch ist sehr wohl verständlich und wir neigen in aller Regel auch meistens zu diesem Lösungsversuch, übersehen dabei aber, dass diese Sichtweise eine sehr einseitige ist. Diese Sicht zielt nur darauf ab, unseren alten, uns vertrauten Zustand wieder herzustellen, um unseren gewohnten Weg ungestört wieder weiter fortsetzen zu können.

Dann aber war die Krankheit nur ein uns sinnlos erscheinendes Geschehen, das uns »zufällig« getroffen hat und durch irgendeine äußere »Ursache« entstanden ist und mit uns nichts zu tun hat.

Wir sind eben »zufällig« Opfer widriger Umstände geworden. So etwa oder ähnlich verläuft in vielen Krankheitsfällen der ganz »normale« Umgang mit dem Schicksal. Dabei übersehen wir aber, dass Schicksal nichts Blindes, sondern das uns gesetzmäßig Geschickte zum Heil für die Seele ist, wofür wir selbst auf Basis des Resonanzgesetzes die innere Bereitschaft erschaffen. Wir aber fragen meist nicht mehr nach dem Sinn dessen, was uns begegnet oder widerfährt, sondern wir fragen höchstens nach der »Ursache« eines scheinbar »von uns unabhängigen« Geschehens.

Die Erforschung von so genannten »Ursachen« ist keine effektive Art und Weise, mit unseren Problemen und Ängsten sinnvoll umzugehen. Wir haben dieses Konzept aber derart verinnerlicht, dass wir uns gar nicht mehr vorstellen können, man könnte auch anders verfahren.

Sind wir uns im Moment unserer wiedergewonnenen Gesundheit dann so halbwegs sicher, weil uns eine entsprechende Untersuchung gute Werte bescheinigt hat, leben wir wieder auf und versuchen, unseren gewohnten Weg fortzusetzen. Doch die Seele lässt nicht locker; auch nach oft langer Zeit der Ruhe und der vertrauten, alten Muster unseres Lebens, schleichen sich manchmal langsam wieder Ängste ein, ob wohl der letzte Befund noch gültig ist. Ich rede hier nicht vom »grünen Tisch« aus, sondern kenne diese Ängste aus eigener Erfahrung.

Und so sorgen und sorgen wir uns oft lange Zeit, doch Sorge bringt keine Heilung; auch die so genannte Vorsorge bringt sie nicht. Es soll hier nichts gegen Vorsorge gesagt sein; jeder Mensch muss mit sich selber ausmachen und entscheiden, wie er mit diesem Thema umgehen will. Die vom Menschen geforderte *Vorbeugung* ist es – wie oben schon angesprochen – allerdings nicht.

Sorge aber macht uns nicht frei von der Angst und so will sich damit auch das angestrebte Glücks-und Sicherheitsgefühl nicht einstellen. So schreiten wir dann oft von Krankheit zu Krankheit – oft auch mit verschieden langen Pausen, aber die Sorge vor der nächsten Krankheit bleibt bestehen.

Dazu kommen noch ständig Einflüsse von außen, nicht zuletzt auch durch die Medien: Einmal ist es die Schweinepest, ein andermal die Geflügelpest, die Salmonellen, der Rinderwahnsinn oder die Vogelgrippe, Sars und Genverseuchung, Zecken und Tetanus, und was es sonst noch alles gibt. Was dadurch zum Ausdruck kommt, ist die Tatsache, dass unsere Ängste und Sorgen nicht abreißen – auch wenn wir selbst zur Zeit nicht gerade von einer der so gefürchteten Krankheiten betroffen sein mögen – , sondern im Gegenteil ständig durch neue Horrorszenarien genährt werden.

Ist diese Welt also doch eine Fehlplanung irgendeines Schöpfers? Man könnte es meinen, wenn wir ständig erleben, dass die verschiedenen funktionalen Maßnahmen allein, die wir gegen diese Übel ergreifen, das Dilemma offensichtlich nicht lösen können.

Eine Krankheit verschwindet, eine neue taucht auf. Das kann doch nicht der Sinn der Schöpfung sowie unseres Lebens in dieser Schöpfung sein. Und der ganze »Wahnsinn« geschieht zu allem Überdruss dazu noch völlig »zufällig«, wie uns die Wissenschaft versichert.

Der Philosoph Hans Blüher sieht das offensichtlich anders, wenn er in seinem Buch »Traktat über die Heilkunde« schreibt:

»Die Krankheit eines Menschen ist die Erbsünde, gesetzt unter das principium individuationis. Wer es durchschaut, besinnt sich, ob er zu einem Arzt geht, oder lieber sein Leid auf sich nimmt. Aber wer es durchschaut, ist auch schon geheilt.«
[Hans Blüher: »Traktat über die Heilkunde«, S. 123]

Ja, es ist die Erbsünde, die unser Kranksein begründet, unter der Prämisse, dass wir sie nicht als eine moralische Verfehlung missverstehen, sondern als den für den Menschen unvermeidlichen Schritt in die Individuation und Freiheit betrachten. Diese Freiheit ist nicht umsonst zu haben, sondern sie hat wie alles in der polaren Welt, ihren Preis: Die Selbstverantwortung des Menschen, sein Erwachsenwerden, als Voraussetzung für die von Jesus angesprochene Bedingung: »Wahrlich ich sage euch: Es sei denn, daß ihr umkehret und werdet wie die Kinder, so werdet ihr nicht ins Himmelreich kommen.« (Matth. 18, 4)

Er hat nicht gesagt, dass wir Kinder *bleiben* sollen. Zwischen unserem Geborenwerden als Kinder und dem wieder Kinder im Sinne Jesu Werden liegt das notwendige Erwachsenwerden.

Die Wissenschaft untersucht primär das »Wie« eines Geschehens, versucht, die Funktionen zu verstehen – nicht nur bei Krebs. Es ist dieser Methode eigen, nach dem »Wie«, also nach der »Ursache« zu suchen. Zum Thema »Ursachen« habe ich mich schon weiter oben geäußert, und da gibt es für mich nichts hinzuzufügen.

Nachdem in diesem Universum nichts von selbst geschieht, sondern Gesetzmäßigkeiten folgt, so ist es doch nahe liegend, nach diesen gesetzmäßigen Zusammenhängen zu suchen. Diese Weitersuche kann sich für mich nicht auf den Bereich der Materie allein beschränken, wenn sie auch dort für uns am deutlichsten sichtbar werden.

Das, was *wirkt*, bezieht sich für mich auf die *Wirk*lichkeit und nicht auf die Realität, die sich im Bereich der Materie zeigt. Diese aber ist etwas *Erwirktes* und nicht die Wirklichkeit selbst. Hier schließt sich der Kreis, und daher sollten wir uns dieser Wirklichkeit zuwenden, die damit aber eben nicht »von dieser Welt« ist.

Mag sein, dass es sich um eine reine Hypothese handelt, aber mir ist eine Hypothese, die sich auf die erwähnte Wirklichkeit bezieht und damit erfahrbar ist, lieber als eine »Ursache«, die letztlich keine wahre Erklärung liefern kann. Meine Annahme, besser meine Überzeugung ist, dass sich diese Hypothese eines Tages als tragfähiger erweisen wird als die Begründung der Ereignisse mit den uns bekannten so genannten »Ursachen«. Dieser wahren Wirklichkeit gehört unsere Seele an; die daraus sich konstituierende Psyche fällt schon mehr in den Bereich der Materie, weil wir hier schon physiologische Eliminate (der Seele) nachweisen können. Und der Körper selbst schließlich ist Manifestation und damit Materie.

Aus dieser Sicht räume ich bewusst dieser Seele die entscheidende Priorität ein. Sie ist es ,von der das ganze Geschehen – und damit auch das Krankheitsgeschehen – ausgeht, gesteuert und gelenkt wird. Daraus wird klar, dass wir beim Versuch und während des Prozesses einer möglichen Heilung nur hier, nämlich an der Seele ansetzen können, wenn wir auch nur irgendeine Aussicht auf Erfolg haben wollen. Mein Onkologe hat einmal gesagt: »Wer heilt, hat recht!« Dem kann ich mich nur anschließen.

Homöopathie

Nachdem es mir in diesem Buch primär um Heilung geht, die wie wir gesehen haben, ausschließlich den Bereich der Seele betrifft, wenn wir von wahrer »Heilung« im Gegensatz von »Reparatur« sprechen, will ich auf eine echte Heilmethode, die diese Bezeichnung auch wirklich verdient hinweisen: die Homöopathie. Im Gegensatz zur Homöopathie beschränkt sich die Schulmedizin auf die Bekämpfung von Symptomen und verliert dadurch den Zugang zur Bedeutung der Symptome.

Die Nachdenkpause, die uns die Schulmedizin durch ihre Möglichkeiten schenken kann, sollten wir nicht ungenützt lassen, wenn seelische und geistige Entwicklung und damit eine mögliche »Heilung« unser Ziel ist.

Diese Entwicklung ist unserer Seele das primäre Anliegen; dessentwillen führt sie uns in die vielfältigsten Krisen, und deshalb sollten wir sinnvoller Weise diese Krisen nicht als unliebsame Störungen unseres vertrauten und gewohnten Lebens betrachten, sondern sie im oben angesprochenen Sinne nützen. Um diese Entwicklung dreht sich alles tägliche Geschehen, auch wenn diese Erkenntnis nicht sehr verbreitet ist. Bei einer so schwerwiegenden Krankheit wie Krebs tritt diese Sichtweise ganz besonders in den Vordergrund. Hier geht es um die unverzichtbare Bewusstwerdung und Ergänzung des uns im Bewusstsein Fehlenden, wenn wir von Heilung sprechen wollen. Diese Ergänzung geschieht durch entsprechende Mittel (die als Vermittler dienen sollen) aus dem Bereich der Natur, denen mit Hilfe der homöopathischen Methode – die ich nicht näher beschreiben will, weil es dafür viele gute Bücher gibt – der materielle Aspekt ihrer Ganzheit entzogen wird (Stichwort »Potenzierung«), sodass nur der geistige Anteil als Information übrig bleibt. Wenn es nun gelingt, diesen fehlenden geistigen Anteil im Bewusstsein des Kranken ihm auf diese Weise zuzuführen, dann kann echte Heilung in Gang kommen. In der homöopathischen Behandlung ist es allerdings nicht damit getan, dass der Kranke einfach die richtigen Tropfen bzw. Globuli schluckt. Homöopathie verlangt im Gegensatz zur Allopathie die bewusste Mitarbeit des Kranken. Das richtige Mittel – das so genannte »Similie« – zu finden ist nicht einfach und ohne die aktive Beteiligung und Reflexion des Kranken kaum möglich. Diese Mitarbeit geschieht durch eine entsprechende Kommunikation zwischen dem Homöopathen und dem Patienten, in einer so genannten Anamnese.

Der Gründer der heute gültigen Homöopathie, der Arzt Samuel Hahnemann, hat das Prinzip der Heilung folgendermaßen formuliert: »Similia similibus curantur«, auf Deutsch: »Das Ähnliche möge durch Ähnliches geheilt werden.« Diese Ähnlichkeit, was nichts anderes meint als diese *Analogie*, steht im Zentrum der Homöopathie. Sie besitzt nicht nur Gültigkeit im Bereich der Krankenbehandlung, sondern betrifft die gesamte Natur, die eine mit dem Menschen *gefallene* Natur ist, was im Sündenfallgeschehen ganz genau beschrieben wird.

Auch das weiter oben schon angesprochene Gesetz der Polarität ist für diese Zusammenhänge von entscheidender Bedeutung. Das Mittel als materielle Substanz eingenommen ist Gift. In potenzierter Form, d. h. vom materiellen Anteil befreite reine Information eingenommen, ist es für den an dem entsprechenden Urprinzip (in seiner Seele) Erkrankten Heilung.

Die griechische Sprache weiß um diesen Zusammenhang: »Pharmakon« bedeutet sowohl Gift als auch Heilmittel.

Information ist also der Schlüsselbegriff in der Homöopathie (wie im ganzen Universum, was bei der Abhandlung über die Gene schon erörtert wurde), und diese Information ist mit den Messmethoden der Wissenschaft nicht nachweisbar. Daraus den falschen Schluss zu ziehen, was nicht messbar ist, wäre nicht vorhanden bzw. unwirksam, gehört mit zu den vielen falschen Schlussfolgerungen, die die Naturwissenschaft zieht.

Wie wir weiter oben bei den Genen schon gesehen haben, braucht jede Information – die ja etwas Geistiges ist – einen neutralen, materiellen Informationsträger, der in der Homöopathie eben Alkohol bzw. Milchzucker ist, um diese wesentliche, dem Kranken im Bewusstsein fehlende Information transportieren zu können. Eine gesetzmäßige Heilmethode – wie sie die Homöopathie darstellt – entspricht der beschriebenen Gesetzmäßigkeit und darin hat der so genannte »Zufall« keinen Platz.

Die Gesetzmäßigkeit der Analogie habe ich bei der Beschreibung der Astrologie schon mehrfach angesprochen. Aus allen in diesem Buch angeführten Bereichen können wir bei genügend Objektivität und Offenheit erkennen, dass die primär auf die Materie bezogene Naturwissenschaft eben alles, was mit ihren Methoden nicht nachweisbar und damit auch nicht in diesem Sinne beweisbar ist, leugnet, und sich dadurch allein auf die Materie beschränkt, was eben eine der Naturwissenschaft eigene Sichtweise darstellt.

Diese Sichtweise ist ihr gutes Recht, wie es auch das gute Recht jedes weiter denkenden Menschen ist, den seelischen sowie den geistigen Bereich miteinzubeziehen.

Auch der von der Wissenschaft immer wieder vorgebrachte Einwand gegen die Homöopathie – der so genannte »Placeboeffekt« – ist leicht widerlegbar, ist doch die Wirksamkeit der Homöopathie im Bereich der Tiermedizin eine bekannte und nachweisbare Erfahrung, wobei man bei Tieren wohl keinen Placeboeffekt unterstellen kann.

Diese Polemik von Seite der Wissenschaft gegen die meisten alternativen Heilmethoden steht für mich ganz offensichtlich unter dem Motto: »Weil nicht sein kann, was nicht sein darf.«

Christian Morgenstern: in: »Palmström«

Religion – Mythos – Astrologie – Wissenschaft

Die religiösen Lehren der Bibel beinhalten die ganze Wahrheit über diese Welt, wenn wir sie als das verstehen, was sie sind – große, wahre Mythen. Auslegungen sind nur subjektive Privatmeinungen von zum Teil sehr gescheiten Menschen, was nicht automatisch ein Verständnis für den Mythos mit sich bringt. Astrologie – als Weisheitslehre verstanden – ist nicht Wissenschaft im Sinne der Naturwissenschaft, kann uns aber – vielleicht auch gerade deshalb – auf ihre Art wesentliche Hintergründe und Zusammenhänge unseres Lebens in dieser polaren Welt erhellen.

Astrologie und Mythos bedingen einander. Projiziert die Astrologie die mythologischen Gestalten an den Himmel, auf den Tierkreis, um sie – ähnlich wie auf der Festplatte eines Computers – auf Dauer zu speichern, von wo sie für den kundigen Betrachter jederzeit abrufbar sind, so zeigt uns der Mythos die personifizierten astrologischen Urprinzipien in lebendiger Interaktion, um die abstrakten astrologischen Zusammenhänge lebendig veranschaulichen zu können.

Der Mythos ist die Geschichte vom Logos, von der Gesetzmäßigkeit der Welt. Das gilt für den jüdischen Mythos des Alten Testaments ebenso wie für den christlichen Mythos des Neuen Testaments. Das gilt für den griechischen Mythos, wie für alle Mythen dieser Welt. Für die Konfessionen, die aus diesen Mythen entstanden sind, gilt diese Aussage allerdings in vielen Fällen nicht mehr. Hier ist viel entstellt, umgedeutet oder weggelassen worden, sodass dadurch vom esoterischen Kern – der in allen Hochreligionen enthalten ist – oft nicht viel übriggeblieben ist.

Wie im Gleichnis von den Talenten geht es immer wieder um dieselbe Aussage. Es geht um die Talente! Wenn sie in dieser Geschichte in Form von Geldmünzen auftreten, so hat eben auch Geld mit unseren inneren Talenten und Fähigkeiten zu tun. Je mehr und je besser wir diese inneren Talente zur Geltung bringen, umso wahrscheinlicher ist es, dass sich das auch in barer Münze niederschlägt. Der Begriff »Vermögen« zeigt uns deutlich, dass die Fähigkeit, ein Vermögen zu erwerben, stark mit unserem inneren Vermögen zusammenhängt. Denn unser inneres Vermögen besteht gerade aus genau diesen unseren Fähigkeiten und Talenten.

Darüber hinaus geht es im Gleichnis primär nicht um Geld, sondern dieses Geld ist nur ein Bild dafür, wie wir mit unseren Anlagen, mit unseren Talenten umgehen sollen. Vermehren wir sie, wird uns noch dazugegeben, vergraben wir sie, wird uns auch das Wenige das wir haben, noch weggenommen.

Wir denken, das wäre ungerecht, wir meinen, man müsse doch denen geben, die wenig haben. Dass die Bibel diesen Sachverhalt ganz anders sieht, sollte uns zu denken geben. Jedenfalls sollte sich unsere lebensnotwendige Hilfe auf wirkliche Notfälle – in welchem Bereich auch immer – beschränken und nicht der Vergrabung unserer Talente Vorschub leisten – wie im Gleichnis so deutlich beschrieben.

Wir sind ziemlich weit abgekommen vom Verständnis archetypischer Zusammenhänge, wobei wir bedenken sollten, dass sich das Archetypische immer durchsetzt und damit Dasjenige ist, was übrig bleibt. Ob wir das in den Mythen, in den Sagen und Märchen, in Kunst und Mode, in der Musik oder in Baustilen betrachten, überall bleibt auf lange Sicht gesehen nur das übrig, was wir als archetypisch bezeichnen können, während sich Modeerscheinungen nicht lange halten.

Wie kurzlebig sind Modetrends in allen Bereichen. Auch was unsere Schönheitsideale betrifft, gibt es dauernd einen Wandel, während hingegen bestimmte Formen – die etwas Archetypisches an sich haben – Beständigkeit aufweisen. Nachdem die Astrologie eine durch und durch archetypische Disziplin ist, können wir – wenn wir sie sinnvoll einsetzen – unendlich viel von ihr lernen. Wir sollten uns nicht von unwissenden Autoren verunsichern lassen, die zeitweise versuchen, wissenschaftlich zu beweisen, dass die Astrologie ein Unsinn wäre. Man soll nicht über Dinge reden, und schon gar nicht urteilen, mit denen man sich nicht ausgiebig auseinander gesetzt hat. Das gilt für alles!

Die Astrologie kann uns zeigen, dass jeder Mensch ein einzigartiges, unverwechselbares Individuum, eine Ganzheit ist. Dieser Umstand wird in unserer Gesellschaft oft nicht berücksichtigt, wenn versucht wird, Verhaltens-oder Lebensweisen, die sich bei einem Menschen bewährt haben, über alle Menschen darüber zu stülpen. Das gilt auch für die verschiedenen Behandlungsmethoden in der Medizin. Was dem einen hilft, muss nicht auch dem anderen helfen.

Es gibt Menschen, die ihr ganzes Leben geraucht haben und dabei uralt werden, und solche, die das Rauchen strickt meiden und trotzdem früh – vielleicht sogar an Lungenkrebs – sterben. Dasselbe gilt auch für die vielen Ernährungstheorien, die sich noch dazu andauernd ändern; nicht jede Ernährungsform passt für jeden und tut ihm gut.

Wir sind derart auf Materie fixiert, dass wir häufig glauben, es läge nur an den materiellen Mitteln, Stoffen und Umständen, die zu gesundheitlichen Schäden führen. Dabei übersehen wir aber die Tatsache, dass unsere Seele die alles dominierende Instanz in uns ist, weil sie den Organismus steuert, indem sie ihn mit den notwendigen Informationen – die aber geistiger und nicht materieller Natur sind – versorgt. Deutlich sichtbar wird dieser Mechanismus beim Betrachten einer Leiche.

Was ist denn der wesentliche Unterschied zwischen einer Leiche und einem lebenden Menschen? Bei einer Leiche ist das Wesen, die Seele nicht mehr anwesend, während die materiellen Bausteine dieses Körpers noch vollzählig vorhanden sind. Sobald das Wesen – also die Seele bzw. das Bewusstsein – nicht mehr im Organismus – der ja eine Ganzheit ist – wirkt, indem es die verschiedenen Funktionen des Körpers nicht mehr steuert, zerfällt der Körper wieder in seine materiellen Bestandteile, aus denen er von Anfang an besteht, d. h. er folgt dem Gesetz der Entropie und es beginnt die Verwesung.

Die Naturwissenschaft postuliert, unser Bewusstsein entsteht aus der Materie, doch dem widerspricht alle menschliche Erfahrung. Bewusstsein, also die Seele, die sowohl eine Vermittlerrolle zwischen Geist und Körper innehat als auch Anteil hat am Geist, entsteht nicht aus der Materie, sondern ist der Materie immanent, d. h. ihr in verschiedenen Abstufungen innewohnend.

Der französische Physiker Jean E. Charon hat in genialer Weise das Elektron (ein Mikro-Schwarzes Loch) als den Träger des GEISTES ausgemacht.

Wenn wir den kleinsten »Bausteinen« der Materie Bewusstsein absprechen würden, dann könnten auch wir Menschen kein Bewusstsein haben, nachdem wir ja aus diesen subatomaren Teilchen bestehen. Alles hat Bewusstsein, alles ist beseelt in dieser Welt. Dieser Zusammenhang zeigt sich aus meiner Überzeugung auch im berühmten Doppelspaltversuch der Naturwissenschaft, aus dem diese allerdings – für mich fälschlicherweise – den »absoluten Zufall« ableiten will.

Ein Charon war ebenso genial wie ein Einstein oder andere bekannte Physiker. Die Naturwissenschaft ist auf die Erforschung der Materie ausgerichtet, wogegen nichts einzuwenden wäre, wenn dies nicht ausschließlich, also einseitig geschehen würde. Sie schließt damit den Geist an sich aus und beschränkt sich auf die Erforschung der Materie. Dabei den Geist, mit dem sie selber die Materie erforscht zu leugnen, erscheint mir als ein eklatanter Widerspruch; ihn als aus der Materie entstanden zu erklären ebenfalls. Woher stammt also die Materie dann? Materie an sich ist für mich verdichteter, auskristallisierter Geist; und so hat alles, was aus Materie besteht, Anteil an diesem absoluten GEIST!

»Materie ist eingefrorene Energie.«
Albert Einstein

»Es gibt keine Materie an sich, sondern nur ein Gewebe von Energien, dem durch intelligenten Geist Form gegeben wird.«
Max Plank

»Wäre es nicht denkbar, dass die Stoffe und das Licht sich ineinander verwandeln?«
Isaak Newton

»Alles lebt; was wir tot nennen, ist eine Abstraktion.«
David Bohm

»Das Universum ist letztendlich nicht aus Materie und Energie aufgebaut, sondern besteht aus reiner Information.«
John Wheeler

»Der erste Trunk aus dem Becher der Naturwissenschaften macht atheistisch – aber auf dem Grund des Bechers wartet Gott.«
Werner Heisenberg

Es wird in diesem Buch kein »persönlicher« Gott behauptet, sondern GEIST. Der Begriff »Person« bedeutet etwas Abgegrenztes, das mit Eigenschaften ausgestattet ist. Das ist Gott – in meiner Terminologie GEIST – nicht! Eigenschaften beziehen sich auf die polare Welt, weil es zu jeder Eigenschaft ein Gegenteil dieser Eigenschaft gibt.

Gott meint Einheit der Gegensätze, Gott meint Ununterscheidbarkeit der Gegensätze, Gott meint Alleinigkeit.

Aber ist es denn so schwer nachzuvollziehen, dass eine Schöpfung einen Schöpfer voraussetzt, dass eine Gesetzmäßigkeit – die auch die Wissenschaft nicht leugnet – einen Gesetzgeber voraussetzt? Wenn in diesem Buch von Gesetzmäßigkeit die Rede ist, dann bezieht sich diese Gesetzmäßigkeit auf die materielle, die seelische wie auf die geistige Ebene.

Ken Wilber, der bekannte Bewusstseinsforscher – von manchen als der »Einstein im Bereich der Bewusstseinsforschung« bezeichnet – betrachtet die Evolution als »GEIST am Schaffen«. Wir können es drehen wie wir wollen, ohne GEIST bleiben alle Theorien unvollständig. Darüber hinaus ist es der GEIST, der die Quelle allen Lebens ist.

Wenn wir die Früchte, von denen Jesus spricht, wenn er sagt: »An ihren Früchten sollt ihr sie erkennen« (Matth. 7, 16), als einzig sinnvolles Kriterium für die Beurteilung der Güte der geschaffenen Errungenschaften neutral betrachten, dann sehen wir neben großartigen Leistungen auch solche, bei denen man den dahinter stehenden Geist vergeblich sucht. Wohin wir mit dieser einseitigen, materiellen Weltbetrachtung gekommen sind, zeigt sich überall. Ob wir die zerstörte Umwelt betrachten, das veränderte Klima oder die verwüstete Welt unseres Geistes und unserer Seele; es zeigt sich in allen Lebensbereichen das gleiche Bild.

Wenn sich dann geniale Wissenschaftler wie ein Charon oder andere mit der Erforschung des GEISTES in der Materie befassen, dann gibt es für sie nicht so viel Bewunderung und Lob wie für jene die uns durch ihre Forschungen u. a. nicht zuletzt auch die Atombombe beschert haben. Das sollte uns zu denken geben.

Die diversen Verirrungen der Wissenschaft ändern zwar nichts an der Welt an sich. Diese zieht weiterhin unbeeindruckt ihre gesetzmäßige Bahn durch den Kosmos. Sie wird es mit Sicherheit überleben, was der Mensch ihr antut, was umgekehrt jedoch weniger wahrscheinlich ist.

Es wird für die Welt an sich auch gleichgültig sein, ob wir sie als ein Produkt des Zufalls betrachten, oder ob wir sie als einen lebenden Organismus, als einen Kosmos erkennen; »Kosmos« (griech.) heißt »Ordnung«. Ordnung setzt Gesetzmäßigkeit voraus, Gesetzmäßigkeit setzt Gesetze und diese einen Gesetzgeber voraus; genauso wie ein Kind einen Vater und eine Mutter voraussetzt.

Wenn der Atomphysiker Charon in seiner »Komplexen Relativitätstheorie« nachweist, dass das Elektron der Träger des GEISTES ist, dann eröffnen sich auch für das »Zufallsgeschehen« neue Perspektiven, und aus dem »objektiven, absoluten Zufall« wird eine grandiose Leistung denkender Elektronen. Da ich kein Physiker bin, kann ich mir auch kein Urteil über diese Theorie erlauben; nachvollziehbar ist sie für mich jedenfalls.

Sie ist auf alle Fälle eine komplexe, umfassende Theorie, die Materie und Geist zu einer Gesamtheit zusammenfasst, während die »Allgemeine Relativitätstheorie« sich auf die Materie allein bezieht, ohne den Geist miteinzubeziehen.

In dieser komplexen Sicht der Welt kommen sich Wissenschaft, Religion und Weisheitslehren nahe; und denn Fruchtbares entsteht am ehesten, wenn sich gegensätzliche Ansichten in einem dritten Punkt vereinen. In der »Komplexen Relativitätstheorie« Charons wurde für mich einsichtig, dass auf Basis der denkenden Elektronen erkennbar wird, dass in der Evolution GEIST am Werk ist im Gegensatz zu »Zufall und Notwendigkeit« von Mutation und Selektion, in der keine Zielgerichtetheit sichtbar wird. Wenn an die Stelle der höchsten Intelligenz ein diffuser Zufallsbegriff tritt, der diesen GEIST vermissen lässt, dann lässt sich für mich darauf kein sinnvolles Weltbild aufbauen.

Aus dieser Sicht wird auch begreifbar, wie alles Entstehen, Wachsen und Reifen in der Natur – ja im ganzen Universum – vor sich gehen kann. Diese Theorie deckt sich auch mit der Erkenntnis, dass GEIST der Materie innewohnen muss, um solch wunderbare »Maschinen« – von den kleinsten Lebewesen, über die Pflanzen, über die mannigfaltige Tierwelt bis zum Menschen – erfinden und bauen zu können; eine Eigenschaft, die man dem herkömmlichen Zufallskonzept der Wissenschaft wohl eher absprechen muss.

Wenn dieser GEIST aller Materie innewohnt, dann deckt sich

das auch mit den Aussagen der Religion, dass »Gott« allem ohne Ausnahme innewohnt. Wie wir diesen »Gott« auch benennen, ist zweitrangig; nur »blinder Zufall« erfüllt für mich diese unerlässlichen Bedingungen allerdings nicht.

Für mich war die Lehre vom Zufall schon immer ein Ärgernis und Nährstoff für viele Zweifel. Die Welt, in der wir leben, ist schon schwierig genug, um sich in ihr zurecht zu finden. Wenn dann eine Weltanschauung wie die der Naturwissenschaft behauptet, alles Geschehen in dieser Welt unterstehe dem so genannten »Zufall« und hätte eigentlich wie die Evolution selbst kein Ziel, dann möchte ich das nicht unwidersprochen stehen lassen. Weil sie selbst oft keine andere Erklärung für viele Geschehnisse in dieser Welt hat, muss sie – so scheint mir – notgedrungen den »Zufall« als Lückenbüßer für all das Unerklärliche postulieren.
Lange Zeit meines Lebens habe ich am Glauben an diese Wissenschaft gelitten. Was in unserer pluralistischen Gesellschaft übrig bleibt, sind meist nur noch Mehrheitsbeschlüsse. Aber auch wenn viele einen Irrtum teilen, so wird deshalb noch lange keine Wahrheit daraus. So ist dem wissenschaftlichen Denken nicht nur die Religion zum Opfer gefallen, sondern auch der Mythos, nachdem man ja die Wahrheit des Mythos nicht wissenschaftlich beweisen kann. Nicht weil der Mythos der Wahrheit nicht entspräche, sondern weil die Wissenschaft mit ihren oft einseitigen Methoden die Ambivalenz des Mythos nicht anerkennen kann, wurde dieser abgewertet und nicht weiter für wichtig befunden.

Ich möchte kurz ein Beispiel zum Thema »Mehrheitsbeschlüsse« anführen: Es gab vor nicht allzu langer Zeit eine Abstimmung der Wissenschaft über den Status des Planeten Pluto, der mit dem Beschluss endete, diesem den Planetenstatus aus mehreren Gründen, auf die ich hier nicht näher eingehen möchte (man kann sie genau nachlesen) abzuerkennen. Dazu kann ich nur feststellen, dass sich ein Archetyp nicht per Mehrheitsbeschluss abschaffen lässt.

Dieses Urprinzip, verkörpert durch den Planeten Pluto, ist am 26.1.2008 in das Tierkreiszeichen Steinbock eingetreten und wird in den nächsten sechzehn Jahren seine entsprechende Wirkung tun.

In dieser Zeit werden sich unsere Vorstellungen und unser Denken in vielen Bereichen unseres Lebens grundlegend verändern; verändern müssen, wenn wir diesem Prinzip gerecht werden wollen, um damit größeren Schaden überflüssig zu machen.

In einem analogen Sinne hat dieses Urprinzip sowohl individuell als auch kollektiv wesentlich mit der Krankheit Krebs zu tun. Auch unser menschenverachtendes Wirtschaftssystem wird sich einer Wandlung unterziehen müssen.

Diese Wandlungen können als Vorbereitung für das Wassermannzeitalter betrachtet werden, in dem für die Maxime der Französischen Revolution – übrigens der Zeit der Entdeckung des Planeten Uranus, der die Qualitäten »Freiheit – Gleichheit – Brüderlichkeit« symbolisiert – gute Bedingungen entstehen werden, uns individuell wie kollektiv in diese Richtung zu entwickeln.

Zusammenfassung

Wenn wir nun versuchen, dieses komplexe Geschehen der Entstehung von Krebs zusammenzufassen, dann werden wir erkennen, dass wir es nicht auf eine einzige »Ursache« reduzieren können. Es müssen also mehrere Faktoren und Umstände zusammenwirken, um eine derart schwere und lebensbedrohende Krankheit wie Krebs entstehen zu lassen. Neben so genannten äußeren »Ursachen«, die fast immer als Korrelationen parallel zu beobachten sind und die die Schulmedizin »multifaktorelle Ursachen« nennt, ist es in diesem Buch primär um die nicht messbaren Umstände gegangen, die im Hintergrund des Krebsgeschehens im seelisch-geistigen Bereich am Werke sind.

Da es nach Lehre der Schulmedizin beim Entstehen von Krebs bis zu fünfzehn Jahre dauern kann, bis er in Erscheinung tritt, so können wir daraus schließen, dass länger anhaltende seelische und geistige Defizite vorhanden sein müssen, um ein so gravierendes Krankheitsgeschehen in Gang zu setzen.

Ein längere Zeit laufender unbewusster Egoismus bzw. Egotrip, tiefer Kummer, seelische Schockerlebnisse, ein Abgekommen-Sein vom ureigenen Lebensweg, Normopathie, Regression, falsch verstandene Liebe, Liebe auf der falschen Ebene, Fremdbestimmung, aggressiv verdrängende Ellbogentaktik, Wachstum auf der falschen Ebene – sprich auf der Körperebene anstatt auf der Bewusstseinsebene – , ein mit dem Kopf durch die Wand Wollen, Absonderung vom Ganzen und subjektives Kreisen um sich selbst – alles Beispiele für mögliche der Krebserkrankung vorausgehende Prozesse. Wir werden die alleinige »Ursache« für die Krebsentstehung nicht finden, weil dieses Geschehen zu komplex ist, um es auf eine einzige »Ursache« beschränken zu können.

Um aus diesen Defiziten herauszukommen, wird es notwendig sein, aus dem eigenen, selbst geschaffenen, lebensbedrohenden Käfig auszubrechen, und uns auf unseren ureigenen Weg zurückzubegeben.

Es gilt, von der Körperebene auf die seelisch-geistige Ebene zu wechseln, und auf dieser Ebene zu expandieren, statt auf der Körperebene »Ersatzwachstum« (bei der Krebserkrankung beispielsweise in Form von Tumoren) zu produzieren; den »Kampf« auf der seelisch-geistigen Ebene aufzunehmen, anstatt ihn dem Körper zu überlassen, um dadurch die lebensgefährliche Körperebene zu verlassen. Immer wieder können wir am Verhalten der Krebszelle selbst das Wesentliche erkennen, das zur Krebsentstehung beitragen kann.

Krebs bekommen am ehesten Menschen, die sich wie die Krebszelle verhalten, ohne dass ihnen das bewusst ist. Um es bewusst werden zu lassen, muss dann offensichtlich die Seele zu solch drastischen Mitteln greifen; nur so kann Licht in dieses unbewusste Geschehen gebracht werden.

Unsere Berufung zu suchen, zu finden und zu leben, ist die entscheidende Aufgabe in unserem Leben, weil wir uns nur dann »in unserem Element« befinden, und das ist die beste Schicksalsprophylaxe, die ich kenne.

Das Schicksal ist keine anonyme Macht im außen, sondern eine innere Instanz in uns. Dieses Schicksal lässt uns einen großen Spielraum, an seiner Gestaltung aktiv mitzuwirken.

Nicht Fatalismus ist erwünscht, sondern das bewusste Einordnen in die Gesetzmäßigkeit der Welt, in unsere eigene, in uns angelegte innere Ordnung. Wir sollen uns also bewusst unserem eigenen Angelegtsein beugen.

Dies können wir dann zu Recht als Vorbeugung bezeichnen, im Unterschied zur Vorsorge, womit es oft verwechselt wird.

Wir kommen nicht als unbeschriebenes Blatt in diese Welt, sondern haben in aller Regel schon mehrere Inkarnationen hinter uns, wobei es darum geht – ähnlich wie in der Schule – unseren

Lehrplan dort fortzusetzen, wo wir in unserem letzten Leben abberufen worden sind.

Unser Horoskop zeigt uns den Lehrplan für diese Inkarnation, und wir tun uns in diesem Leben dort am leichtesten, wo wir schon entsprechende Erfahrungen aus »früheren Leben« mitbringen. Aus dieser Sicht könnten auch die großen Talente vieler so genannter »Wunderkinder« ihre sinnvolle Erklärung finden.

Die Wissenschaft ist ausgezeichnet dafür geeignet, die materielle Welt zu erforschen, herauszufinden, »wie« sie funktioniert. Das kann uns wertvolle Erkenntnisse bringen, um uns in ihr besser zurecht zu finden, sie besser »händeln« zu können. Mir war es ein großes Anliegen in diesem Buch, dieses »Wie« der Wissenschaft – worin sie Großes geleistet hat und immer noch leistet – zu ergänzen durch dieses »Warum« und »Wozu«; auch bezogen auf das Kranksein des Menschen an sich – hier besonders auf die Krebskrankheit.

Das bedeutet, dass es notwendig ist bzw. sein wird, das vorwiegend lineare, kausale Denken im Sinne des »weil > darum« zu ergänzen durch das analoge Denken im Sinne von »immer wenn > dann«; nur so kann es zu einem vollständigen Denken werden und damit die Grundlage bilden für ein vollständiges Weltbild.

Wir sollten bedenken, dass unser Weltbild, also das Bild, das wir uns von dieser Welt machen, einen wesentlichen Einfluss darauf hat, wie wir sie erleben.

Gott hat die Schöpfung – schöpfen heißt teilen (stellen wir uns zur Verdeutlichung nur einen Eimer gefüllt mit Wasser vor, aus dem wir Teile herausschöpfen) – als Einheit von zwei sich scheinbar widersprechenden Polen angelegt.

Der Mensch hat diese Einheit aufgespalten, d. h. er hat sich im Sündenfallgeschehen von dieser Einheit in seinem Bewusstsein abgesondert – um der Erkenntnis willen. Von dieser Sonderung stammt auch der Begriff der Sünde, der aber nicht zu verwechseln ist mit dem Sündenbegriff der Kirche. Im kirchen-christlichen Sinne wurde die Sünde zu einer moralischen Verfehlung umgedeutet, was sehr viele Missverständnisse mit sich gebracht hat, an denen wir noch heute leiden.

Diese Absonderung von der Einheit war unvermeidbar, wenn der Mensch ein Erkennender werden sollte – und das war und ist noch immer das Anliegen Gottes – , denn in der Einheit ist Erkenntnis nicht möglich, weil Erkenntnis die Unterscheidungsfähigkeit zwischen Erkennendem und Erkanntem voraussetzt. Unterscheiden und in der Folge entscheiden können wir nur zwischen zwei gegenseitigen Polen, zwischen zwei Möglichkeiten, wie im einfachsten Fall zwischen Ein-und Ausatmen. Dass wir uns schon beim Atmen nicht im Sinne eines entweder – oder, Gut oder Böse entscheiden – dies auch nicht möglich ist, weil wir sonst ersticken würden – , könnte uns schon zeigen, dass diese Gesetzmäßigkeit des Rhythmus für alle Polaritäten gilt.

Rhythmus ist der gesetzmäßige Wechsel zweier Pole und damit das Kennzeichen alles Lebendigen.

Wenn wir versuchen, einen Pol wegzulassen, dann verschwindet auch der andere Pol – was wir am Atem unschwer erkennen können – , denn Rhythmus ist Leben. So können wir analog zum Atem zwei oder mehrere Möglichkeiten nur im Nacheinander verwirklichen.

Wenn aber nun unsere subjektive Wertung in »Gut« und »Böse« hinzukommt, so entsteht daraus die Problemhaftigkeit unseres Lebens. Wenn wir das Gute mit Licht assoziieren und das Böse mit Finsternis, so besteht der wesentliche Unterschied zwischen Gut und Böse darin, dass die Finsternis – analog zum Bösen – lediglich die Abwesenheit des Lichtes ist. Das Licht ist wirklich im Gegensatz zur Finsternis. Wo beide sich begegnen, da verwandelt sich die Finsternis mit Sicherheit in Licht. Somit ist auch das »Böse« lediglich die Abwesenheit des »Guten«.

Wenn, wie ich es selbst erlebt habe, der Priester in einem katholischen Gottesdienst zu Gott betet: »Herr hilf uns, dass es uns gelingen möge, das »Böse« zu hassen«, dann kann daran sichtbar werden, wie weit die katholische Kirche inzwischen vom wahren Verständnis der Religion abgekommen ist. Würde Gott, der »Gut« und »Böse« in Einem ist – wie uns der Mythos lehrt –, also die Einheit von »Gut« und »Böse« meint, diese Gebete erhören, dann müsste Er sich konsequenterweise selbst abschaffen, denn wie wir schon am Atem erkennen können, bedingt ein Pol den anderen. Wenn wir einen Pol innerhalb der Polarität wegnehmen, dann verschwindet auch der Gegenpol. Wenn wir also Gott, der die Einheit von »Gut« und »Böse« meint, den »bösen« Pol absprechen, dann kann Er nicht mehr die Einheit von »Gut« und »Böse« sein. Er wäre dann nur mehr ein halber Gott, und ein halber Gott ist *kein* Gott!

Erst die Vereinigung von »Gut« und »Böse« ergibt das »absolut Gute«, was nur ein anderer Name für das »Göttliche« ist.

Anstatt Pole können wir auch Gegensätze sagen, was bedeutet, dass wir mit diesem Schritt in die Polarität nun in einer Welt der Gegensätze leben, und das macht dieses Leben auch so schwer.

Gott hat gemäß des Sündenfallmythos diese Welt als Einheit von Gegensätzen geschaffen, die nach wie vor Eins sind – wie beim Atem –, aber für den Menschen als Gegensätze in seinem Bewusstsein erscheinen und erlebt werden.

Gott hat entsprechend diesem großen Mythos die Welt in sechs Schöpfungstagen erschaffen und er sah am siebten Tage, dass es gut war. An diesem siebten Tage ruht Gott, wobei wir uns diese »Tage« als sieben große Werdekreise vorstellen müssen. Nachdem Gott am siebten Tage ruht, ist nun der Mensch berufen zu arbeiten. Dieser siebente Tag ist der Tag des Menschen, der Tag der Menschheit; in diesem leben wir; hier läuft das menschliche Dasein in dieser Welt ab.

Nach der Lehre der »Hermetischen Philosophie« – andere Namen dafür sind die »Ewige Philosophie«, die »philosophia perennis« bzw. die »esoterische Philosophie« in einem recht verstandenen Sinne – ist es die Aufgabe des Menschen, in diesem siebten »Tag«, diese scheinbaren Gegensätze, die nur in unserem Bewusstsein nach dem Sündenfall als unüberwindliche Gegensätze erscheinen, nach und nach in kleinen Schritten wieder zu vereinen. Das ist die große Aufgabe des Menschen, die er zu vollbringen hat – ausgedrückt im Gleichnis vom verlorenen Sohn – , diese nur in seinem Bewusstsein als polar, als gegensätzlich erscheinende Schöpfung zurückzuführen in die Einheit, d. h. zu Gott, angereichert mit Bewusstheit. Er muss die unbewusste Einheit des Paradieses, in dem er sich im Frühstadium seiner Entwicklung befindet, über den Erkenntnisweg durch die Polarität in Bewusstheit transformieren.

Das ist nach dieser Philosophie das rechte Verständnis von Evolution; ein Evolutionsverständnis, das im Gegensatz zu dem Motto von »Zufall und Notwendigkeit« steht, in welchem die Evolution (ohne GEIST) hochkomplexe »Maschinen« wie den Menschen entwickelt, nur um sie dann wieder dem Verfall, dem Tode preiszugeben. Das ergibt für den nach Sinn suchenden Menschen genau keinen Sinn! So »dumm« kann diese Evolution nicht sein, einen Milliarden Jahre dauernden Entwicklungsprozess am Ende wieder sinnlos abzubrechen.

Daher sollten wir uns nicht von solchen Weltmodellen verführen lassen und sie stattdessen dort belassen, wo sie hingehören, nämlich in den Bereich der Materie. Für den materiellen Aspekt der Schöpfung kann es ja stimmen, weil – wie wir sehen können – alle Materie einen Anfang und damit auch ein Ende hat, was auch für das materielle Universum selbst gilt; der menschliche Körper bildet dabei keine Ausnahme. Der Geist aber bleibt bestehen! Im Osten gibt es dafür ein schönes Bild – den Atem Brahmans: Wenn ER ausatmet, entstehen Welten, wenn ER einatmet, verschwinden sie.

Da der Mensch aus Körper, Seele und Geist besteht, sollte unsere Suche dem gelten, was unsterblich ist am Menschen, nämlich dem GEIST bzw. der mit dem GEIST verbundenen »höheren Seele« des Menschen.

Aufgrund des Fehlens einer entsprechenden Sinn spendenden Philosophie in der Wissenschaft – von Ausnahmen abgesehen – , ist diese gezwungen, alles was sie nicht über das Messen »beweisen« kann, dem »Zufall« zuzuschreiben.

Ein namhafter Wissenschaftler – Klaus Mainzer – schreibt in seinem erst kürzlich erschienen Buch »Der kreative Zufall« mit dem Untertitel »Wie das Neue in die Welt kommt« am Schluss seines eben diesem Zufall gewidmeten Buches:

»Ohne Zufall entsteht also nichts Neues. Nicht immer fallen die Ereignisse und Ergebnisse zu unseren Gunsten aus – das Spektrum reicht von Viren und Krankheiten bis zu verrückten Märkten und Menschen mit krimineller Energie. Der Zufall lässt sich zwar nicht berechnen und kontrollieren. Wir können aber seine Systemgesetze analysieren und verstehen. Mit geeigneten Nebenbedingungen lassen sich dann Voraussetzungen schaffen, unter denen zufällige Ereignisse synergetische Effekte von selber auslösen. Systeme können so dazu gebracht werden, sich selber in unserem Sinn zu organisieren und Resultate zu schaffen, die für uns günstig sind – ob Quanten Organismen und Computer in Natur, Technik und Medizin oder Menschen mit ihren Gehirnen auf Märkten, in Kultur und Gesellschaft. Der Zufall erzeugt dann Sinn für uns. Aus dem blinden wird der kreative Zufall. Aus Tyche wird Kairos.«

[Klaus Mainzer: »Der kreative Zufall«, S. 230]

Den Begriff »Kairos« hatten wir schon bei der Abhandlung über die Astrologie. Kairos bedeutet die »Qualität der Zeit«, vergleichbar mit einem Sieb, das nur »Entsprechendes« – hier der Zeitqualität Entsprechendes – durchlässt. Nicht der so genannte »Zufall« entscheidet also beliebig darüber, was zu einem gegebenen Zeitpunkt aus der Latenz der Wirklichkeit in die sichtbare Erscheinung treten, sich ereignen, sich manifestieren kann, sondern die dem Inhalt entsprechende gerade herrschende Zeitqualität.

Die Astrologie, die die jeweils gerade herrschende Zeitqualität mithilfe der ihr eigenen Symbolik anzeigt, ist somit ein Messinstrument der Wirklichkeit.

Astrologie und Quantenphysik

Dass die Astrologie funktioniert, ist für Menschen, die sich ernsthaft mit ihr auseinandersetzen, erfahrbar. Nach der »Allgemeinen Relativitätstheorie« eines Albert Einstein hat die Umkehrung der Drehrichtung (Spin) eines subatomaren Teilchens zur Folge, dass im gleichen Moment – also synchron – sich auch die Drehrichtung seines Zwillingsteilchens umkehrt, und zwar unabhängig davon, wie weit die beiden Teilchen voneinander entfernt sind, und ohne dass dabei irgendeine physische Verbindung zwischen ihnen bestehen muss. Der wissenschaftliche Beweis für diese Theorie wurde durch ein Experiment erbracht, das von dem Physiker David Bohm durchgeführt wurde und das ich an dieser Stelle kurz beschreiben möchte.

Es wurde eine Vorrichtung zur Erzeugung subatomarer Teilchen verwendet, wobei einer solchen gemeinsamen Quelle vorerst immer zwei, zwar identische Teilchen entspringen, die aber eine entgegengesetzte Drehrichtung (Spin) haben. Die hier verwendete Vorrichtung bot den Physikern aber zusätzlich die Möglichkeit, die Drehrichtung eines Zwillingsteilchens zu ändern, sprich umzupolen, was eine unmittelbar synchrone Umdrehung des Spins des anderen Teilchens zur Folge hatte.

Der Allgemeinen Relativitätstheorie entsprechend ist in unserem Universum – übersetzt ins Deutsche: »das zu einer Einheit zusammengefasste Ganze« – alles mit allem verbunden. Alle Teile hängen miteinander zusammen bzw. korrelieren miteinander.

Wenn, wie die allgemeine Relativitätstheorie erklärt, alles mit allem verbunden ist, dann muss es etwas geben, das eben alles mit allem verbindet, und dieses Etwas ist, nach meiner Überzeugung, der GEIST, der hinter dem Urknall als die gemeinsame Quelle wirkt, aus der das Universum hervorgegangen ist. Diese Quelle nennen die Religionen »Gott«; mir erscheint der Begriff

»EINHEIT« zutreffender, weil er den Begriff einer »Person« entbehrlicht macht. Gott als die EINHEIT ist in diesem Sinne auch die LIEBE, weil auch die Liebe alles mit allem verbindet.

Der Umstand, dass die bei dem obigen Experiment beteiligten Teilchen bzw. Elektronen nicht nur auf ewig miteinander verbunden bleiben, wenn sie einer gemeinsamen Quelle entspringen, sondern – und das geht aus der »Komplexen Relativitätstheorie« Charons hervor – auch Informationen austauschen können, d. h. miteinander kommunizieren können, ist die Grundlage jeder Entwicklung, anders ausgedrückt, der Evolution. Der bei diesem Informationsaustausch auf Basis negativer Entropie – anders ausgedrückt ständig zunehmenden Ordnungsgrades im Innenraum des Elektrons – erzielte Zuwachs an Information kann nicht mehr verloren gehen. Was für die beiden an dem obigen Experiment beteiligten Teilchen gilt, gilt grundsätzlich für alle Teilchen, die einer gemeinsamen Quelle entspringen, unabhängig von ihrer Entfernung voneinander.

Die Kausalität der alten Physik ist in der Quantenphysik auf der Grundlage des Bell'schen Theorems durch Phasenverriegelung bzw. Korrelation ersetzt worden.

Hier könnte sich eine sinnvolle Annäherung in Bezug auf die Wirkungsweise der bereits mehrmals erwähnten Astrologie ergeben. Der bekannte Psychologe C.G. Jung hat für diese Zusammenhänge den Begriff der Synchronizität geprägt. Zwei (oder mehrere) Dinge hängen zusammen, schwingen zusammen, korrelieren miteinander, wobei die Entfernungen – im Falle der Astrologie jene der Planeten zu uns Menschen – keinerlei Rolle spielen, wie das obige Experiment bewiesen hat, da ja auch die Planeten aus subatomaren Teilchen bestehen.

Da grundsätzlich alle Materie – und so auch wir Menschen – aus Atomen bzw. subatomaren Teilchen bestehen, ist es unschwer nachvollziehbar, dass in unserem Kosmos alles mit allem verbunden ist. Der englische Astronom und Physiker Sir Arthur Eddington formulierte diesen Zusammenhang so: »Wenn das Elektron vibriert, erbebt das ganze Universum.«

Die Astrologie beruht auf keinem kausalen d. h. ursächlichen Zusammenhang, sondern auf einem analogen.

»Wie oben, so unten, wie innen, so außen« lautet der entsprechende Symmetriesatz der Astrologie. In christlicher Formulierung heißt diese Analogie: »Wie im Himmel, also auch auf Erden.«

Die Grundlage für all diese geschilderten Zusammenhänge ist im Polaritätsgesetz wie auch im Resonanzgesetz zu suchen und zu finden.

Nachdem die Schöpfung aus der Einheit, die die Religionen Gott nennen – also aus einer gemeinsamen Quelle – hervorgegangen ist, ist es unschwer nachzuvollziehen, dass auch ihre Teile auf Dauer miteinander verbunden bleiben.

Wie könnte es in unserem Universum irgendetwas – und sei es nur ein winziges Elektron – geben, das vom Ganzen getrennt sein könnte, wo doch alle Schöpfung einer gemeinsamen Quelle entstammt, die wir EINHEIT oder Gott nennen.

All dies lässt sich an Hand des oben beschriebenen Experimentes mit den Zwillingsteilchen ableiten, da diese ebenfalls einer gemeinsamen Quelle entspringen. Sie bleiben somit solange miteinander verbunden, wie das Universum besteht. Diese Erkenntnisse implizieren analog auch wesentliche Konsequenzen für unser eigenes Leben. Was für die an dem geschilderten Experiment beteiligten Teilchen gilt, muss notwendigerweise für alles gelten, was aus subatomaren Teilchen besteht. Und so hat der schon zitierte Atomphysiker und Philosoph Jean E. Charon die Allgemeine Relativitätstheorie Einsteins weitergeführt, indem er die Raum-Zeit der Materie notwendigerweise ergänzt hat mit einer Raum-Zeit des Geistes. Diese Ergänzung könnte der einseitig auf die Materie konzentrierten Naturwissenschaft jene so dringend notwendige »zweite Seite« hinzufügen. Charons komplexe Relativitätstheorie beinhaltet also den für eine Ganzheit notwendigen Gegenpol, wie ihn auch das Polaritätsgesetz, welches die Weisheitslehren postulieren, verlangt.

Darüber hinaus hat Charon das Elektron als jenes stabile Teilchen ausgemacht, das zum Träger des Geistes in der Materie geeignet ist. Stabil meint hier unzerstörbar bzw. zumindest mit einer Lebensdauer, die der Lebensdauer des Universums entspricht. In seiner komplexen Relativitätstheorie hat er nachgewiesen, dass dadurch auch unser Geist, unser Bewusstsein auf ewig gespeichert bleibt, da ja auch unser Körper aus diesen Elektronen besteht.

Obwohl unser Körper stirbt, bleibt unser Geist in den übrig bleibenden Elektronen – aus denen alle Materie neben anderen Teilchen besteht – erhalten, auch wenn sich die vormalige Gestalt des Körpers wieder in seine materiellen Bausteine auflöst, aus denen er zusammengesetzt war. Mit dem GEIST ist auch unsere »höhere Seele« verbunden. Jenes, während des individuellen Lebens gewonnene Mehr an Bewusstheit fließt auf Basis des Resonanzgesetzes wieder in den Kreislauf dieses Lebens ein und trägt damit sowohl zur Evolution des Individuums als auch zur Evolution der Gesamtheit der Menschheit sowie des Universums als Ganzes bei, nachdem ja alles mit allem verbunden ist.

Hier eröffnet sich eine weitreichende Analogie zu den Weisheitslehren sowohl des Ostens wie des Westens, welche ebenfalls die Unsterblichkeit des Geistes, die Unsterblichkeit des Bewusstseins d. h. der höheren Seele postulieren. Auch bezüglich der von den Weisheitslehren vertretenen Reinkarnationslehre lässt sich eine Analogie zu den oben dargestellten, physikalischen Zusammenhängen im Sinne der komplexen Relativitätstheorie herstellen.

»Tod, wo ist dein Stachel? Hölle, wo ist dein Sieg?« (1. Korinther 15, 55)

Auf der Körperebene können wir den Tod bei aller Anstrengung heute und auch in ferner Zukunft nicht besiegen; auf der Ebene des Geistes brauchen wir ihn nicht zu besiegen, weil es ihn auf dieser Ebene nicht gibt.

Für mich sind diese Zusammenhänge und Thesen – vielleicht auch Hypothesen – unschwer nachvollziehbar, weil sie geeignet sind, jene in der einseitigen Naturwissenschaft klaffende Lücke schon auf der Ebene der Materie zu schließen, ohne sich irgendwelchen Utopien hingeben zu müssen.

Wenn wir den Begriff Esoterik von all dem Unsinn wieder befreien, mit dem er in unserer Zeit befrachtet worden ist, dann genügt es, sich mit der Esoterischen Lehre wie auch ergänzend mit der Quantenphysik ernsthaft zu beschäftigen. Auf dieser Basis ist es auch grundsätzlich möglich, dass Wissenschaft im oben gemeinten Sinne und Esoterik in einem ernst gemeinten Sinne sich eines Tages auf einen gemeinsamen Punkt einigen können. Und auch die heutigen Kirchen bräuchten sich nur auf ihre Urquellen zu besinnen – die ja esoterische sind – , um nicht in Widerspruch zu geraten.

Der Mythos vom Sündenfall und die Sinnsuche des Menschen

Warum wir Menschen uns als von allen Teilen dieses Universums getrennt erleben, liegt im Mythos des Sündenfalls begründet. In diesem wahren Bild wird ja erklärt, dass es unumgänglich notwendig ist für den Menschen, sich von der Einheit, sich von Gott zu trennen, zu sondern – um der Erkenntnis willen – , weil in der Einheit Erkenntnis per definitionem nicht möglich ist. Diese Sonderung besteht aber nur im Bewusstsein des Menschen und nicht in der von ihm auf Basis seines polaren Bewusstseins wahrgenommenen Schöpfung. Die Schöpfung selbst war und ist immer Eins, sie wird nur von uns Menschen als getrennt wahrgenommen, damit wir Erkennende werden können, damit wir unterscheiden können zwischen Erkennendem und Erkanntem. Den Sinn dieser Trennung habe ich weiter oben schon versucht zu begründen.

Im Kopf allein nützen uns diese Erkenntnisse relativ wenig, wir müssen also versuchen, »sie in den Bauch zu bekommen«. Das kann nur schrittweise gelingen, indem wir das Wagnis des Glaubens – der durch Erkenntnis abgesichert sein muss – bewusst eingehen, um diese Lehren in kleinen Schritten ins Leben umzusetzen, sie auf ihre Tragfähigkeit hin zu überprüfen.

Wenn Sie verehrte Leserin, verehrter Leser nun zu Recht fragen, woher ich dies alles wissen will, so kann ich nur ganz einfach darauf antworten: Weil ich das alles selbst erlebt und durchlebt habe. Den »Krebs des Geistes«, den »Krebs der Psyche« und nicht zuletzt auch den »Krebs des Körpers« und dabei – zumindest bis jetzt – überlebt habe.

Was ich über Ängste, Depressionen, Zweifel und Neurosen geschrieben habe, kenne ich aus eigener Erfahrung, und ich schäme mich auch nicht dafür – ganz im Gegenteil; diesen Weg wäre ich ohne diese Krisen nicht gegangen.

Nur wer in der Hölle war, weiß, wie es darin aussieht! Wesentlich dabei ist zu erkennen, dass es sich um eine selbst bereitete Hölle handelt, für die es bewusst die Verantwortung zu übernehmen gilt.

Hierher passt vielleicht auch meine Überzeugung, dass es sich grundsätzlich bei jeder Täter-Opferbeziehung um eine unbewusste psychische Verschränkung handelt, für deren Folgen sowohl der Täter wie auch das Opfer die entsprechende Verantwortung zu übernehmen haben, was den eigenen unbewussten Anteil betrifft.

Die Begründung für diesen Zusammenhang ist wieder im Polaritäts- und im Resonanzgesetz zu suchen und zu finden. Es geht hier nicht um Schuldzuweisungen; der Dichter Khalil Gibran nennt es schlicht und einfach »Säumigkeit«, wenn er formuliert:

»Ihr seid auf zahllose Weisen gut, und ihr seid nicht böse, wenn ihr nicht gut seid. Ihr seid nur säumig und faul.«

aus: Kahlil Gibran: »Der Prophet«

Um diese Säumigkeit auszugleichen, gibt es nur Wiedergutmachung; mit einem »sich in Sack und Asche Hüllen«, ist niemandem gedient.

Kurz ein paar Worte zu meiner Biografie: Mein Leben begann in
ärmlichen Verhältnissen, war geprägt von Minderwertigkeitskom-
plexen, von Ängsten und Zweifeln; all dies hat mich gezwungen,
über das Leben tiefer nachzudenken. An ein akademisches Studium war unter diesen Umständen nicht zu denken, so blieb für
mich nur der autodidaktische Weg. Dazu gehörte die Naturwissenschaft genauso wie die Psychologie und die Psychotherapie,
die ich an mir selbst ausprobiert und auch in entsprechenden
Ausbildungsschritten genauer kennengelernt habe, auch Philosophie und Theologie.

All dieses Suchen führte mich zu den archetypischen Weisheitslehren des Ostens wie des Westens. Die intensive Auseinandersetzung mit diesen Lehren und Mythen half mir nach und nach,
die Gesetzmäßigkeiten unserer Welt und unser Leben besser verstehen zu lernen indem ich begann,sie in kleinen Schritten auf
ihre Tragfähigkeit hin zu überprüfen; es hat sich gelohnt, wie ich
heute überzeugt bin.

Und nun stellt sich für mich logischerweise die Frage: Warum
suchen wir modernen Menschen bei unserer Frage nach der
Wahrheit so oft an der falschen Stelle, wo es doch seit Urzeiten
eine Philosophie gibt – die »ewige Philosophie«, die so genannte
»philosophia perennis« bzw. die »hermetische Philosophie« (be-
nannt nach dem Gesetz des Dreimal-Großen-Hermes Trisme-
gistos) – alles nur verschiedene Namen für die eine »esoterische
Philosophie«, die in den Weisheitslehren und Mythen aller Völker,
Zeiten und Kulturen zum Ausdruck kommt. Selbstverständlich
darf diese nicht mit den vielen pseudo-esoterischen Strömungen
verwechselt werden.

Diese Philosophie ist im Gegensatz zu vielen Lehrmeinungen
absolut verbindlich, d. h. sie verlangt die Umsetzung in unser

Leben, hat also Konsequenzen für unser Leben. Diese verlangte Verbindlichkeit hält manche Menschen vielleicht davon ab, sich näher mit dieser Philosophie auseinanderzusetzen. Wir heutigen Menschen hätten oft gerne ein leichteres, weicheres, sanfteres Weltbild, aber dem entspricht die Wirklichkeit unseres Lebens aus meiner Erfahrung leider – oder vielleicht Gott sei Dank – nicht.

Die Wissenschaft strengt sich an, die Kirchen bemühen sich, aber mit welchem Erfolg?

Offensichtlich fehlt diesen »Ersatzreligionen« etwas Entscheidendes, es fehlt die weibliche Seite, die »Bauchdimension«. Ihr Schwerpunkt liegt auf der männlichen, intellektuellen Ebene, d. h. im Kopf, und dadurch entsteht diese schon mehrmals angesprochene Einseitigkeit, die nach Ausgleich und Ergänzung verlangt. Es fehlt der wissenschaftsgläubigen Welt vorwiegend die Anerkennung und Einbeziehung der rechten Gehirnhälfte des Menschen, zu der neben anderen Fähigkeiten Gefühl und Intuition gehören. Intuition steht aber in der Hierarchie über dem Wissen, wenn auch der Weg zur Intuition über das Wissen führt.

Eine Medaille hat – wie alles in der Welt – auch eine zweite Seite, und wenn diese vernachlässigt bzw. verdrängt wird, erzwingt sich dieser Pol Aufmerksamkeit über das Schicksal – individuell wie kollektiv.

Die hermetische Philosophie verlangt das Gehen eines Weges, das wohl im Kopf seinen Anfang nimmt, aber über das Erleben führen muss, wenn es Früchte tragen soll.

Aus dem Unwissen über die archetypischen, gesetzmäßigen Zusammenhänge unseres Lebens entstehen unsere Ängste und Neurosen. Angst verschwindet nicht dadurch, dass wir sie negieren, ihr ausweichen, sie bekämpfen, sondern dadurch, dass wir durch sie hindurchgehen.

Gerade der neurotisch geprägte Mensch hat schon mehr von der Wirklichkeit des Lebens wahrgenommen, kann sie aber nicht sinnvoll deuten und auch nicht ertragen. Daher flüchtet er in eine selbst geschaffene Scheinwelt – was auch für alle Süchte und

Abhängigkeiten gilt, um der von ihm erlebten Härte des Lebens zu entrinnen. Es sind Ersatzwelten, in die der Mensch hier flüchtet, aber dieser Ersatz bringt die damit angestrebte Sicherheit und Geborgenheit gerade nicht – ganz im Gegenteil – , da es eben Scheinwelten sind.

In diesen selbst geschaffenen Scheinwelten kann der Mensch sich wenigstens spüren, auch wenn die dabei erlebten Erfahrungen und Glücksgefühle nur von geringer Dauer sind, weil sie nicht auf Wirklichkeit beruhen. Er versucht es dann mit immer mehr vom Gleichen; so entstehen die bekannten Abhängigkeiten und Süchte.

Der Mensch *ist* nicht von dieser Welt, sondern er *lebt* nur in dieser Welt. Seine wahre Heimat liegt im Metaphysischen, im göttlichen Bereich, aus dem er kommt, um sich in dieser irdischen Welt zu vervollkommnen, wie Jesus sagt: »Darum sollt ihr vollkommen sein, gleichwie euer Vater im Himmel vollkommen ist.« (Matth. 5, 48)

Wenn wir die Weisheitslehren – und dazu gehören für unseren Kulturkreis v.a. das Alte wie das Neue Testament in ihrem esoterischen Kern – nicht primär als historische Tatsachenberichte missverstehen, sondern als archetypische Lehren begreifen, dann können wir erkennen, dass das Wesentliche über diese Schöpfung und unser Leben in ihr, schon aufgezeichnet ist.

Wir kämpfen so lange gegen all die Bedrohungen unseres Lebens an, bis wir einsehen lernen, dass funktionale Maßnahmen allein, diese Bedrohungen nicht aus der Welt schaffen können.

Allein das erlebte Scheitern an diesen Bewältigungsversuchen kann, aus meiner eigenen Erfahrung, mit der Zeit zur notwendigen Umkehr führen; zu einer Veränderung unseres Denkens nach dem Motto von »Ursache und Wirkung« hin zu einer ganzheitlichen Betrachtung der Welt im Sinne des analogem Denkens, welches ich oben schon zu beschreiben versucht habe.

Hierher gehört auch der Zufallsbegriff der Wissenschaft,

der – wie vieles andere auch – zu ergänzen ist durch das uns *gesetzmäßig Zufallende.*

Weil ich selbst die Sinnlosigkeit des wissenschaftlichen Zufallsbegriffes erleben und erleiden musste, habe ich nach anderen Deutungen unserer Welt so lange gesucht, bis ich das gefunden habe, was für mich tragfähig ist.

Diese Erfahrung lässt sich nicht vermitteln, sondern nur beschreiben, und das habe ich in diesem Buch versucht. Erfahrung kann nur der einzelne Mensch selbst machen, sie ist nicht verteilbar wie Informationen, aber Informationen können dazu führen, dass wir anfangen, sie im Leben auf ihre Tragfähigkeit hin zu überprüfen, was allein zu eigenen Erfahrungen führen kann. Zu diesem Erkenntnisweg gehören auch immer wieder Zweifel. Das ist in einer polaren Welt , die auf die Zahl Zwei aufgebaut ist, nicht zu vermeiden.

Je einsichtiger uns die gesetzmäßigen, archetypischen Zusammenhänge über den Sinn dieser scheinbar sinnlosen Welt werden – und diese können uns die angesprochenen Weisheitslehren vermitteln – , umso mehr können wir uns auf diese Welt einlassen und in kleinen Schritten loslassen von all den in letzter Konsequenz nicht tragfähigen Sicherheitsbemühungen.

Wie uns die Bibel lehrt, sind wir nach dem Sündenfall auf einem Erkenntnisweg durch die Polarität dieser Welt. Dieser Weg ist nicht leicht, wie wir alle wissen, aber er beinhaltet die sichere Verheißung, dass er zu einem sinnvollen Ziel führt, was wir im Kleinen schon immer wieder ausprobieren und erfahren können.

Dass dieser Erkenntnisweg in einem einzigen Leben nicht zu gehen ist, dürfte aus all diesen Ausführungen nachvollziehbar werden.

Das Ziel ist kein Schlaraffenland, wo Milch und Honig fließen, sondern die Befreiung aus der Polarität, was die verschiedenen Religionen Himmel, Nirwana oder Einheit nennen. Es ist kein Ort, sondern vielmehr ein Zustand unserer höheren Seele – nicht zu verwechseln mit unserer Psyche; allein die göttliche Seele in uns ist unsterblich.

Mit diesem Bekenntnis meiner eigenen Krisen in meinem Leben will ich allen Menschen, die auch auf der Suche nach einem Sinn in ihrem Leben sind, ein wenig Mut machen und ein wenig dazu beitragen, diese Welt nicht als sinnlos zu erleben, sondern im Gegenteil als sinnvoll, auch wenn der Augenschein uns manchmal daran zweifeln lässt.

Ich denke, von mir sagen zu können, dass ich diese Weisheitslehren für mich gefunden habe und ich durfte die beglückende Erfahrung machen, dass sie wahr und tragfähig sind.

Aus dem Inhalt dieses Buches sollte sichtbar werden, dass es gefährlich ist, ja lebensgefährlich sein kann, den Weg der Krebszelle zu gehen. Es sollte sich gezeigt haben, dass es für den Menschen sinnvoller ist, seinen ureigenen Weg – der im Geburtshoroskop symbolisch vorgezeichnet ist – zu gehen.

In dem Maße als es uns gelingt, in diesem Sinne unsere Anlagen und Talente zu entfalten, d. h. unserer Berufung nachzukommen, in dem Maße können Krankheit und unliebsames Schicksal überflüssig werden.

Wir leben in einem wunderbar geordneten Kosmos (griech. »Ordnung«) und nicht in einem vom Zufall regierten Chaos (griech. »Unordnung«). Wir leben in der besten aller möglichen Welten, wenn wir bereit sind, den Entwicklungsgedanken als Basis, als tieferen Sinn des Ganzen anzuerkennen.

Der Mensch maßt sich oft an, diese Welt als Produkt eines geistlosen Zufalls zu beurteilen, und dabei ist er doch selbst nicht einmal fähig, eine lebende Fliege nachzubauen, geschweige denn, eine zu erschaffen.

Was wir der Natur nachzubauen versuchen, sind meist technische Riesengebilde, die sehr oft dazu geeignet sind, diese Natur eher zu zerstören, als sie zu bereichern. Es würde dem Menschen besser anstehen, diese wunderbare Ordnung zu erkennen, sie anzuerkennen und sich freiwillig in sie einzuordnen, um seiner Bestimmung in dieser Welt gerecht zu werden.

Ich habe mein kritisches Verhältnis zur Naturwissenschaft mehrfach entsprechend begründet. Andererseits muss ich bekennen, dass ich auch ein großer Bewunderer dieser Wissenschaft bin, ganz besonders ihre neuesten Erkenntnissen in der Quantenphysik betreffend. Hier könnte sich ja vielleicht eine Annäherung an die Weisheitslehren ergeben.

Dazu der Dichter:
»Jenseits des vernunftgebundenen Intellekts, jenseits der Glaubensrichtungen, jenseits von all dem, was als Kultur oder Wissenschaft gilt, gibt es ein höheres Wissen. In ihm erlischt die Angst des Individuums. In ihm wird das Dunkel erhellt und die Zufälligkeit des menschlichen Daseins nimmt ein Ende.«
Julius Evola

Nachwort

Liebe Leserin, lieber Leser, wenn ich in der Einleitung zu diesem Buch primär meine seelische Betroffenheit nach der Diagnose Krebs zu schildern versucht habe, dann drängt es mich jetzt nach der Darstellung der gesetzmäßigen, archetypischen Zusammenhänge das Thema Krankheit und dabei ganz besonders die Krebskrankheit betreffend, Sie ganz persönlich anzusprechen.

Aus all dem im Hauptteil dieses Buches Ausgeführten könnte vielleicht der Eindruck entstanden sein, dass Sie als Leserin, als Leser an Wichtigkeit neben den für mich allgemeingültigen Schilderungen von archetypischen Zusammenhängen verlieren könnten; dem ist nicht so! Sie sind mein wichtigster Ansprechpartner, an Sie, in irgendeiner Form vom Thema Krebs betroffenen Menschen gehen meine in diesem Buch niedergeschriebenen persönlichen Erfahrungen und Einsichten.

Was ich mir von Ihnen wünsche, ist eine gewisse Offenheit gegenüber den in diesem Buch ausgesprochenen Thesen oder Hypothesen, nicht mehr, aber auch nicht weniger. Wie weit Sie sie gelten lassen, muss ich ganz Ihnen überlassen.

Was mich betrifft, lege ich für deren Gültigkeit »die Hand ins Feuer«. Es ist mir bewusst, dass ich damit an so manchen ehernen Säulen des naturwissenschaftlichen Weltbildes zu rütteln versuche, aber nicht aus »Besserwisserei«, sondern aus Erfahrung. Ich will ja dieses Weltbild nicht abwerten, sondern nur ergänzen mit Einsichten, die ich im Zuge meiner eigenen Krebserkrankung gewonnen habe. Ich will Sie auch nicht dafür vereinnahmen oder gar missionieren, sondern diese meine Erfahrungen lediglich anbieten.

Auch liegt es mir fern, Sie dahingehend zu beeinflussen, sich von der Schulmedizin abzuwenden; im Gegenteil! Fürs Erste sollten Sie alle Möglichkeiten der Schulmedizin nach Ihrem Ermessen ausnützen, aber, wie ich in diesem Buch mehrmals betont habe, diese Interventionen vielleicht ergänzen durch komplementäre An-und Einsichten aus dem Bereich der Weisheitslehren.

Vielleicht können Sie sich nach der Lektüre dieses Buches für diese komplementären Thesen soweit öffnen, dass sie sie zumindest als Hypothesen gelten lassen können; zu Ihrer eigenen Erfahrung können sie nur dann werden, wenn Sie selbst diese Thesen auf ihre Tragfähigkeit hin überprüfen.

Sie selbst bzw. Ihre Seele ist die zuständige Instanz, die darüber entscheidet, ob Sie geheilt werden oder nicht.

Sie sind der Mitgestalter an Ihrem Schicksal und Sie haben, wie aus diesem Buch hervorgegangen sein sollte, einen großen Spielraum bei dieser Mitgestaltung. Ihre Seele will sich vervollkommnen, will sich entwickeln und Ihre Persönlichkeit sollte ihr dabei helfen. Ihr jetziger Gesundheitszustand ist nur Ausdruck Ihrer »Säumigkeit« – wie der Dichter Khalil Gibran es formuliert – und keine Strafe irgendeines Gottes.

Vielleicht haben Sie Visionen und Träume, wie Sie Ihr Leben nach diesem »Schicksalsschlag« umgestalten, wie Sie Ihr Leben nach dieser »Katastrophe« umpolen könnten. Das Wort »Katastrophe« kommt aus dem Griechischen und bedeutet »Umkehr«!

Lassen Sie sich nicht aus falscher Bescheidenheit abhalten von der Verwirklichung Ihrer Träume und Visionen. Sie haben alle Möglichkeiten, Ihre Potentiale zu entfalten.

Diese Potentiale sind, wie schon mehrmals angesprochen, in Ihrem Geburtshoroskop, in Ihrem Radix, was ja »Wurzel« bedeutet, grundgelegt; diese Wurzel will wachsen und fruchtbar werden!

Der Mensch steht im Zentrum dieses Mandalas und die um diesen Mittelpunkt im Tierkreis wandelnden Planeten sind ein vollkommenes, symbolisches Abbild des Kosmos, der Mensch ein Mikrokosmos.

Glauben Sie in erster Linie an sich selbst und lassen Sie sich nicht in diesem Glauben verunsichern.

Stellen Sie ruhig auch das Gespenst des so genannten »Zufalls« gehörig in Frage. Wir leben in einem Kosmos – was ja Ordnung bedeutet – und nicht in einem vom »Zufall« regierten Chaos!

Wesentlich bei der schrittweisen Verwirklichung der in diesem Buch vertretenen Ansichten ist die grundsätzliche Bereitschaft des Menschen, sich seinen Anlagen gemäß entwickeln zu *wollen*.

In diesem Sinne danke ich für Ihr Interesse und die Mühe, bis zum Schluss durchgehalten zu haben.

Wolfsbach, im Frühjahr 2017
Der Autor

Literaturverzeichnis

Beck Matthias: »Der Krebs und die Seele« – Schöningh 2004

Blüher Hans: »Traktat über die Heilkunde« – Hesse &Becker 1926

Charon Jean E.: »Der Geist der Materie« – Ullstein Sachbuch 1996

Charon Jean E.: »Tod, wo ist dein Stachel?« – Ullstein Sachbuch 1981

Dahlke Rüdiger: »Krankheit als Symbol« – C. Bertelsmann 1996

Dahlke Rüdiger: »Der Mensch und die Welt sind eins.« – Kailash Buch 1986

Dethlefsen Thorwald/Dahlke Rüdiger: »Krankheit als Weg« – C. Bertelsmann 1989

Gibran Khalil: »Der Prophet« – Hyperion 1925

Kiesl Alfred Franz: »Die Kehrseite der Medaille« – BoD 2016

Klein Nikolaus/Dahlke Rüdiger: »Das senkrechte Weltbild« – Ullstein 1986

Mainzer Klaus: »Der kreative Zufall« – C.H. Beck 2007

Weinreb Friedrich: »Vom Sinn des Erkrankens« – Origo Bern 1974

Zeilinger Anton: »Einsteins Schleier: Die neue Welt der Quantenphysik« – Goldmann 2003

Weiters von diesem Autor erschienen:

Die Kehrseite der Medaille

Die Einseitigkeit des naturwissenschaftlichen, reduktionistischen Weltbildes und dessen Auswirkungen auf die wichtigsten Lebensbereiche des Menschen

(ISBN 978-3-7412-6026-1, BoD 2016)

Der Autor unternimmt mit diesem Buch den gewagten Versuch, die heute vorherrschenden Weltbilder wie das der reduktionistischen Wissenschaft, der Religion, der Psychologie und Psychotherapie sowie der Medizin einer kritischen Analyse zu unterziehen. Er zielt dabei nicht auf deren Abwertung, sondern hinterfragt diese hinsichtlich ihrer Sinnhaftigkeit sowie ihrer Tragfähigkeit in Bezug auf das Leben des Menschen in dieser uns oft so widersprüchlich erscheinenden Welt.

Kein leichtes Unterfangen angesichts der schweren Krisen in allen Bereichen: (Land) Wirtschaft, Forschung, Umweltverschmutzung und der damit einhergehende Klimawandel, zunehmende Naturkatastrophen, Kriege allerorts, Terror durch Fundamentalismus, Ideologien und Diktaturen – um nur einige zu nennen.

Basierend auf einer intensiven Auseinandersetzung mit den Erkenntnissen der Neuen Physik sowie einem tiefgreifendem Studium der Heiligen Schrift, versucht der Autor, anhand der uralten Weisheitslehren der Menschheit Hintergründe dieser Krisen sichtbar zu machen und mögliche Auswege im Sinne einer Ergänzung bestehender Wege aufzuzeigen.